中医古籍珍本集成

◎本书出版得到国家古籍整理出版专项经费资助

◎『十一五』、『十二五』国家重点图书出版规划

◎教育部、科技部、国家中医药管理局重点立项

总策划○王国强
总主编○周仲瑛 于文明
常务副总主编○王旭东

中医古籍珍本集成

【综合卷】

先醒斋笔记
中藏经

主　编○虞　舜 王旭东
编　者○（按汉语拼音排序）
卞雅莉 黄晶晶 石历闻 王旭东 温雯婷
吴昌国 奚飞飞 衣兰杰 虞　舜 张雷强

湖南科学技术出版社
岳麓书社

《中医古籍珍本集成》编辑小组

组　长〇黄一九　张旭东

副组长〇易言者　徐　为

成　员〇李　忠　鲍晓昕　林澧波　易法银　王跃军　周　妍　郭　升　喻　峰　王　李　姜　岚

秘　书〇王跃军　喻　峰

组织单位 ○ 国家中医药管理局

总策划 ○ 王国强

编写单位

主编单位 ○ 南京中医药大学

编纂单位 ○（按汉语拼音排序）

安徽中医药大学 北京中医药大学 福建中医药大学 河南中医学院 湖南中医药大学

江西中医药大学 南阳理工学院 山东中医药大学 上海中医药大学 浙江中医药大学

顾问委员会

总顾问 ○ 裘沛然 张灿玾 马继兴 余瀛鳌 宋立人 钱超尘 王洪图

分卷顾问（按汉语拼音排序）

杜 建 段逸山 干祖望 刘道清 彭怀仁 施 杞 唐汉均 田代华

王霞芳 吴贻谷 许敬生 张奇文

指导委员会

主 任 ○（按汉语拼音排序）高思华 苏钢强 吴勉华

副主任 ○（按汉语拼音排序）

范永升 李 昱 李灿东 王新陆 夏祖昌 谢建群 杨龙会 左铮云

编纂委员会

总主编○周仲瑛 于文明

常务副总主编○王旭东

副总主编○（按汉语拼音排序）

蔡永敏 陈仁寿 郭瑞华 黄政德 胡方林 蒋力生 林 楠 陆 翔 沈澍农 王 键

王玲玲 王振国 徐光星 薛博瑜 严道南 俞欣玮 虞 舜 张建斌 张如青 张玉萍

常务审稿组○沈澍农（组长） 虞 舜（副组长） 张如青 张玉萍 刘更生 石历闻

吴承艳 吴昌国 徐建云 王明强 张 继 李崇超 朱若霖 陈 陗

学术秘书○衣兰杰 杨 萌 奚飞飞

编纂工作办公室

主　　任○王思成

副 主 任○王旭东（兼） 钱 丽

成　　员○（按汉语拼音排序）陈丽娜 陈榕虎 陈晓天 沈 劼 晏婷婷 于莉央

裘序

中医学术，薪火相传，古籍凝聚千年精华；华夏神州，时空更替，文献承载百世医方。珍本扶寿，岂奈束之深闺高阁；秘籍疗伤，不期藏于金匮玉函。古代藏家，视珍本医书为瑰宝；现代规章，纳传世典藏为文物——私藏密封，检阅殊难。祖国医学难以发扬光大，珍本难求，研习无由，亦为阻碍医学进步重要原因之一。

今有国医大师周仲瑛先生、国家中医药管理局于文明副局长，为现代中医研究和教学能有一手素材，为使当代中医学者能够更多地借鉴秘藏典籍，携王旭东、沈澍农诸后学百余人，倾力编纂《中医古籍珍本集成》，得到国内学界极大的欢迎和支持。此乃中国医学史上以古籍原貌面世的一部大型丛书，在中医学史上具有重要的学术传承价值。

随着时代的发展，当代中医文献学研究极为世人瞩目，珍贵版本更多地被发现，现代医学发展对中医学理论和技术有了新的要求。因此，取中医著作的最好版本进行加工整理，以当代优秀编辑出版技术印刷发行，使更多的读者欣赏到藏于秘室的各种中医珍本、善本图书的原貌，同时为古籍研究人员提供珍贵版本资料，为教学单位提供中医古籍原貌，为古文化研究提供医学史料，是中医历史上收集善本、珍本最多的医书集成。而编者所做的导读、校勘、训释，则辨章学术，考镜源流，是指导古籍阅读和利用的现代研究成果。故该书是连接历史、展示古代中医文献研究水平的大型医著。集千年珍贵古籍于一体，世人将在这部巨大的丛书中得以饱览历史的华彩。

《中医古籍珍本集成》补前贤之遗憾，传文明之大统。这种只有盛世才能完成的伟业，我辈能够担当，实属有幸。前人为民族之昌盛作出了不可磨灭的贡献，为后人留下丰厚的遗产。尽管编纂工作面临着种种困难和艰苦，但是，有仲瑛先生之学识和胆略，辅以后辈之勤勉，勇挑重担，披荆斩棘，定能开拓创新，奋发有为。

中医药事业之所以在海内外享有盛誉，其根本在于它代表着中医药学术的高度和中国人文精神的厚度。作为中医从业者，吾与仲瑛学兄一直在用自己的专业来体现自己对社会、国家和民族的热爱。编者诸君亦志存高远，固本强基，从古籍的保护、传承、传播开始，博采勤求，重视实践，必将为中医学之继承、发扬作出可贵的贡献。

国医大师
上海中医药大学教授 裘沛然

2010年1月

张序

伟哉！医学之道也，肇始于岐黄，繁衍于华夏，会寰宇之精英，铸仁术之宝典，为生生之具，备寿寿之方，历百代而不衰，继千秋而益盛者，赖载道之鸿编，传世之简册也。殆至满清以降，诚可谓汗牛充栋，兰台盈箧。然岁月沧桑，星移斗转，如此国宝佳篇，由于战火屡起，国运不振，藏弆不善，惨遭流散者，损失颇多。仅存种种，或束之高阁，或藏于秘府，世人难得一睹，不胜叹惋之至。

有鉴于此，二十世纪之初，浙省曹炳章先生，约集名贤，汇览群籍，精选其善本、孤本等三百余种，厘定圈点，历三十余载，始成巨著《中国医学大成》，堪为医界之盛举也。然事有未竟，遭逢国难，遂致中止。到二十世纪末，医事复兴，百废待举，岳麓书社及上海科学技术出版社，为适应杏林大业发展之需要，完成曹炳章先生未竟之事，继成《中国医学大成》续编及续集二书，亦颇为学界称道。

今逢盛世，中医药事业蓬勃发展，中医文献备受关注。尘封于馆阁之古籍善本时有新的发现，古籍善本的运用常有新的要求，古籍影印技术不断地提高。为了向中医药临床、科研、教学提供可靠的图书善本和原始数据，今有国医大师周仲瑛教授，携王旭东、沈澍农等百余人，在中医主政者王国强部长、于文明副局长策划襄助下，广泛收集善本、珍本三百余种，秉『辨章学术，考镜源流』之原则，进一步整理研究，续成曹炳章先生未竟之业，目之曰《中医古籍珍本集成》，历时数载，今将问世矣。

该书收国内现存宋、元、明、清等珍善本中医古籍三百余种，计有医经、伤寒金匮、温病、诊断、本草、方书、内科、外科、妇科、儿科、五官、针灸、养生、医案医话医论、综合等诸多门类，可谓详而备矣。每一种图书，均是在珍贵善本原样影印的基础上，复予校勘、注释、解读、研究。这既是一个宏大的善本再造工程，又是一个整理研究工程。而尤为重要的是，此项工程，不仅使诸多稀有珍善本古医籍得到了广泛的应用，而且又有利于珍善本的保存，诚可谓一举多得。将为中医药学术的继承发扬，为中医药事业的开拓发展，产生重大的影响。

此项工程如此宏大，其工作之辛劳，任务之繁重，不言而喻。然仲瑛兄具此学识与胆略，辅以编写诸君之勤勉精神，身置书山，足踏荆棘，奋勇有为，终克有成，吾谨为之一谢。

吾与仲瑛兄交谊甚厚，兄承杏林大业，弟虽不才，亦当一助，嘱为书序，谨遵是命，遂不计工拙，聊为此文，以赞以颂。

春风得意花千树，秋实荣登惠万家。

己丑冬至后十日千山左历下琴石书屋

齐东野老　張燦玾　谨序

（张灿玾先生为我国第一批国医大师）

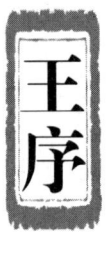

王序

中国传统文化的精华在中医，中医的精华在文献。中医古籍是我国古籍文献的重要组成部分，是中医药学传承数千年绵延至今的知识载体，是现代中医药科技创新和学术进步的源头和根基，是我国最具原创性知识产权的智慧宝库。

我国政府对古籍保护和抢救发掘工作一向高度重视。1981年7月，陈云同志对古籍整理做了重要批示，同年9月，中共中央发布《关于整理我国古籍的指示》，强调『整理古籍，把祖国宝贵的文化遗产继承下来，是一项十分重要的、关系到子孙后代的工作』。2007年，国务院办公厅下发了《关于进一步加强古籍保护工作的意见》（国办发〔2007〕6号），对全国性古籍保护工作作出了整体部署。2009年国务院发布《关于扶持和促进中医药事业发展的若干意见》（国办发〔2009〕22号），明确提出『要开展中医药古籍普查登记，建立综合信息数据库和珍贵古籍名录，加强整理、出版、研究和利用』，突出强调了要加强对中医古籍的普查、抢救、整理、研究、出版和利用工作。

由南京中医药大学牵头组织，新闻出版总署、教育部、国家中医药管理局立项的大型中医古籍整理研究项目《中医古籍珍本集成》的出版发行，是落实国务院《关于扶持和促进中医药事业发展的若干意见》的具体行动，标志着国家重视中医事业发展，行业注重强基固本，从学术源头出发振兴中医，具有重要意义。

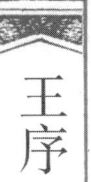

整理和研究中医珍本古籍，是弘扬优秀传统文化的必由之路。中医古籍是我国独具优势的卫生、科技、文化和产业资源，承载着中华民族特有的精神风貌、价值取向、思维方式、审美情趣。对中医古籍进行整理研究，是传承中国固有学术、延续中华民族优秀文化的专门之学和必由之路。

整理和研究中医珍本古籍，是造福子孙后代的千秋大计。中医古籍是中医世代传承发展的见证，是不可再生的珍贵知识资源。历代大规模的古籍整理都是在政府的主持下开展的，中医古籍珍本整理研究，将为中医可持续发展奠定坚实的基础。

整理和研究中医珍本古籍，是保持发挥中医特色优势，提高临床疗效的重要措施。中医学术体系是历代医家发皇古义，融会新知，与时俱进，不断创新而形成的。中医古籍中蕴含着大量防治疾病的理论与经验，是临床防治工作取之不尽、用之不竭的宝库。整理和研究中医古籍，充分发挥其中蕴藏的巨大能量，为中医传承发展，保持和发挥中医特色与优势，提高临床疗效提供动力与资源。

整理和研究中医珍本古籍，有强大的政策导向和示范作用。国家对中医文献学科的重视，体现了国家和地方政府重视基础学科，重视学术积淀的高瞻远瞩，对中医药学界有强烈的激励作用。文献学科的研究成果，可以激励类似学科的建设发展。

整理和研究中医珍本古籍，可以更好地为中医教育、科研、产业、文化服务。除了临床医疗、养生保健功效之外，中医古籍还将为现代科学研究提供丰富的线索和素材，为教育、产业、文化提供系统的参考资料，促进中医医疗、保健、教育、科研、产业、文化事业『六位一体』全面、健康、协调发展。

随着时代的发展，当代中医文献学研究有了长足的进步，珍贵版本更多地被发现，现代医学发展也对中医学理论和技术有了新的要求。用中医著作的最好版本进行加工整理，以当代优秀编辑出版技术印刷发行，使更多的读者欣赏到各种藏于深闺的中医珍本、善本图书的原貌，同时为古籍研究人员提供珍贵版本资料，为教学单位提供中医古籍原貌，为传统文化研究提供医学史料。《中医古籍珍本集成》将是中医历史上收集善本、珍本最多的医书集成。而编者所做的导读、校勘、训释，则是辨章学术，考镜源流，指导古籍的阅读和利用的现代研究成果。

南京中医药大学医史文献学科是我国中医古籍文献研究的重要高地，编著出版过《中医学概论》和首版全套中医药教材、《中药大辞典》、《中医方剂大辞典》、《中华本草》等大型中医文献和中医药工具书，学术功底深厚，治学态度严谨，甘于寂寞，乐于奉献。国医大师周仲瑛领衔挂帅，在两百多名学者的全力襄助下，目标鲜明，队伍强大，士气勃发，《中医古籍珍本集成》有望超越前人，为振兴中医奠定坚实的文献基础。

中华人民共和国卫生部副部长
国家中医药管理局局长
王国强
2010年1月

前言

『龙欲飞腾，先阶尺木』，中医古籍历来被视作巨人的肩膀，成就了历代名医大家。我国医籍浩如烟海，其数量之多、影响之大、贡献之巨，堪称中国传统文化之瑰宝。但是，在历史长河中，大量古医籍或散落失传，或囊侵蛀蚀，或风黄霉变，或战火焚毁，或盗窃丢弃，存世医书已不是原貌，给准确理解和传承中医学术带来了很大困难。因此，历代医家莫不以阅读古籍原著为夙愿。

《中医古籍珍本集成》采用原版影印的形式以保存原貌，以校注批点的方式帮助阅读，以期完整保护中医文化遗产，力求真实反映中医古籍的初始面貌。在新闻出版总署、教育部、国家中医药管理局以及社会各界的关心、资助下，南京中医药大学医史文献学科精心组织，团结国内古籍整理专家，精诚合作，共同编纂这部重要的医学文献。

一、版本：本丛书的核心是中医古籍中的珍本，入编古籍版本的选取原则是在古籍善本、珍本标准的基础上，兼顾可读性。凡漫漶不清，缺损过度，影响阅读者，概不收取。

二、版权：鉴于古籍属于公共资源，是古人创造的知识财产，法理上没有权利主体，故不存在私有知识产权问题。对于古籍收藏单位提供的复印、扫描、摄影服务，除已经给付的费用外，在此再次表示衷心感谢。

三、风格：本丛书采用原文影印的方式出版，保留古籍原貌，是为继承；在影印图像的底本上加以简略校勘、训诂、点评，是为创新。

四、分类：按中医传统学科分类，丛书设十五卷，分别为：医经卷、伤寒金匮卷、温病卷、诊断卷、本草卷、方书卷、内科卷、外科卷、妇科卷、儿科卷、五官科卷、针灸卷、养生卷、医案医话医论卷、综合卷。

五、绪论：各卷分置『绪论』，介绍该学科概况、学术源流、古籍存量以及该卷选取书目及版本的理由，通论全卷概貌。

六、导读：每种古籍的整理研究者，对该古籍的背景、作者生平、学术背景、学术思想、学术经验和特色、历史贡献、临床价值和史料价值、版本源流和递嬗演变关系以及选择该版本的理由等进行论述，以钩玄提要，萃取精华，突出『法』、『术』，以达『审问』、『慎思』、『明辨』、『笃行』之效。

七、校勘：比照不同版本间的文字出入，加以标记，判别正误，提示取舍，在不改变底本原貌的前提下使读者正确理解古籍。

八、训诂：对古籍中疑难字词的音义进行简单训释，注音采用拼音加直音法；义训直接写出，不出书证，以节约篇幅。难认之草字、变形字，直接用现代汉字标注。

九、点评：点评形式多样，篇幅较长者，纳入导读内容；言简意赅者，出注说明。

十、序号：出注的校勘、训诂、点评，标注序号，放置于各卷末。

十一、补阙：整页缺失者，选取相近版本的相同内容补出，在导读中说明；重要句段或字词缺失者，在校注中予以说明。

我们希望通过对中医经典著作珍贵版本的整理研究，为现代读者提供原文资料和阅读引导，为传承中医药珍贵遗产，弘扬中华传统文化，提高中医药从业者理论水平和临床技能，强化中医学子专业素质，挖掘中医药史料中的方药资源，研究中医前辈的学术思想，展示古代书法风采和雕版技术作出贡献，从而加强中医文献整理对现代科研、临床、教学的现实指导价值，促进中医药事业的快速发展。

总主编：周仲瑛　于文明

2010年2月

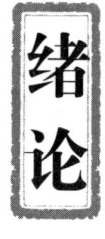

绪论

本卷收录者，主要为综合性医书，也包括对中医学某一专题进行系统性阐述的著述。综合性医书不论是成书于众手，还是一人所撰就，都是医学发展到一定阶段的产物，其内容往往是对当世医学最高水平或一门一派医学成就的总结，因此具有较高的理论价值和实用价值。

以下略述本卷所收各书之源流。

一、《诸病源候论》

本卷所收之《诸病源候论》，底本系元刻《重刊巢氏诸病源候总论》本，是国内现存的最早和最好版本。此本『恒』、『敦』阙笔，可知实为据南宋本重刊者，国内自元以后的刊本均源于此本。《诸病源候论》最早刻本是北宋天圣本，已佚。南宋时据天圣本重刊，刊本传于日本，有怀仙阁藏本与酌源堂藏本，均不全。

书志对本书的记载，始自唐人所编之《隋书·经籍志》，之后《旧唐书·经籍志》、《新唐书·艺文志》以及宋代诸家书志亦均有著录。各家所记书名、撰人、卷数等略有出入，根本原因或在于隋末兵燹作祸，成书相关背景资料毁落，使后人难知其详。

《诸病源候论》为隋朝大业六年（610）医官奉诏所撰。已知《诸病源候论》撰作者，有巢元方、吴景贤，二人里籍无考。《全隋文》卷三十六收有『谢晋王为师智𫖮设周忌启』，谓『典签吴景贤至，奉教为先师亡日设斋』，此晋王（杨广）『典签吴景贤』未知与『医者吴景贤』是否为同一人。《宋史》卷四六一载有宋太宗命王怀隐等编辑《太平圣惠方》，『每部以随太医令巢元方《诸病源候论》冠其首』；晁公武《郡斋读书志》：『元方大业中被命与诸医共论众病所起之源』。是巢元方曾任太医令，奉命与众医共同讨论，集体编撰《诸病源候论》。

对于病因病机的认识，反映对疾病本质的把握。《神农本草经》指出『欲疗病，先察其源，先候病机』；《类经》释《黄帝内经》『治病必求于本』谓：『本，致病之原也。』《诸病源候论》是对隋及隋以前病因病机证候学的一次全面总结，全书五十卷，述及内、外、妇、儿、五官科等一千七百余候的证候记载、病因病机分析和相应的养生方、导引法。

《诸病源候论》前承《黄帝内经》、《太素》、《伤寒杂病论》、《难经》、《脉经》、《甲乙经》的学术成就，荟萃隋及隋以前医学精华，既有继承，亦有创新，成为后世病因病机研究的渊薮。唐代的《千金要方》、《外台秘要》，宋代的《太平圣惠方》等，皆以其为理论纲领。直至今日，《诸病源候论》所述仍极富临床指导意义。

二、《三因极一病证方论》

本卷所收之《三因极一病证方论》，底本系南宋刻本配补元刻本，是本书国内现存最早的版本。此本原为清代学者潘祖荫所收藏。叶昌炽为潘祖荫藏书所作之《滂喜斋藏书记》云：『此本卷一至九，卷十四至十六，精椠可爱，余六卷麻沙本，似元人覆刻，盖以二本合成者也。武林高氏、长洲汪氏，皆经收藏。卷末二叶补钞，墨笔记云：「雍正七年初夏影述古堂珍藏宋本补全」，不知谁笔。眉端有以别本校其异同，墨迹甚古，当是明以前人笔也。』观叶氏所谓元人覆刻部分，有不避宋讳处，如『丸』不尽作『圆』，知叶氏所言不为无因。

此书《医籍考》及《经籍访古志补遗》均称日本有医官河野氏藏宋刊本一种，今不知下落。除宋刊本外，本书尚有元刊本、日本诸刊本、《四库全书》本、清刊本存世。

书志对本书的记载，最早有南宋陈振孙《直斋书录解题》，谓：『《三因极一方》六卷，括苍陈言无择撰。』《宋史·艺文志》作：『陈言《三因病源方》六卷。』《四库全书总目提要》谓：『分为十八卷，盖何巨重录所分。第二卷中「太医习业」一条有「五经二十一史」之语，非南宋人所应见。』然本书陈言自序谓『余于绍兴辛巳为叶表弟桷（伯材）集方六卷……题曰《依源指治》。……淳熙甲午，复与友人汤致（德庆）、远（德夫）论及医事之要，无出三因……因编集应用诸方，类分一百八十门，得方一千五百余道，题曰《三因极一病源论粹》』，是陈言自名其书为『三因极一病源论粹』；此本及日本所藏宋本，均为十八卷，是宋时原为十八卷，非后人所分。诚如《医籍考》所言：『陈振孙以无择自序，有绍兴中集方六卷之语，误与是书相混，《宋志》遂承其谬也。宋本及通行本「太医习业」条作五经诸史，不载二十一史之语。』又知《四库全书》所录之本有误也。

陈言，字无择，宋时处州青田（今属浙江丽水）人。南宋《宝庆本草折衷》谓其道号鹤溪道人，而鹤溪今在浙江景宁县境。其生卒时间失记。因其《三因极一病证方论》自序中提及绍兴（1131—1162）、淳熙（1174—1189）两个年号，今多以1131—1189年为其生活年代。

《三因极一病证方论》谓：『凡治病，先须识因，不知其因，病源无目。其因有三，曰内，曰外，曰不内外。内则七情，外则六淫，不内不外，乃背经常，《金匮》之言，实为要道。《巢氏病源》，具列一千八百余件，盖为示病名也，以此三条，病源都尽，不亦反约乎。』又谓：『凡学医，必识五科七事。五科者，脉病证治，及其所因；七事者，所因复分为三。故因脉以识病，因病以辨证，随证以施治，则能事毕矣。故《经》曰：有是脉而无是诊者，非也。究明三因，内外不滥，参同脉证，尽善尽美。』又谓：『凡学医，既明五科，每科须识其要。脉有浮沉迟数，病有风劳气冷，证有虚实寒热，治有汗下补吐。若于三因推明，外曰寒热风湿，内曰喜怒忧思，不内外曰劳逸作强，各有证候，详而推之，若网在纲，有条不紊。』可知其以『三因学说』为纲，以察脉、识病、辨证、立法为目，建立了一个临床诊疗的方法体系。这是陈言对于中医学发展的杰出贡献。

三、《中藏经》

本卷所收之《中藏经》，底本系清孙星衍所辑『平津馆丛书』本。孙星衍乃清一代大学者，精校勘之学，『平津馆丛书』向以精刻精校著称。元以后传世之《中藏经》最早版本，乃元赵孟頫手抄本两种。『平津馆丛书』本即为孙氏以赵孟頫抄本为底本缀合而成，较之《中藏经》明刻本内容完整、文字少错。

《中藏经》宋时始面世，宋以前书志未有记载。至南宋，《通志·艺文略》记作『《华氏中藏经》一卷』，《遂初堂书目》记作『《华佗中藏经》』，《直斋书录解题》记作『《中藏经》一卷，汉谯郡华佗元化撰』。虽然将作者系于华佗，但原书前有自称华佗外孙的邓处中所作序，言书乃华佗得于异人，而邓氏又梦中得华佗授于石函，这种荒诞之事，反使世人因之疑此书与华佗无关，弄巧成拙，亦可笑矣。此书方药部分有明显后人羼入痕迹，如方有用『何首乌』、『山药』者，而『何首乌』乃唐时才入

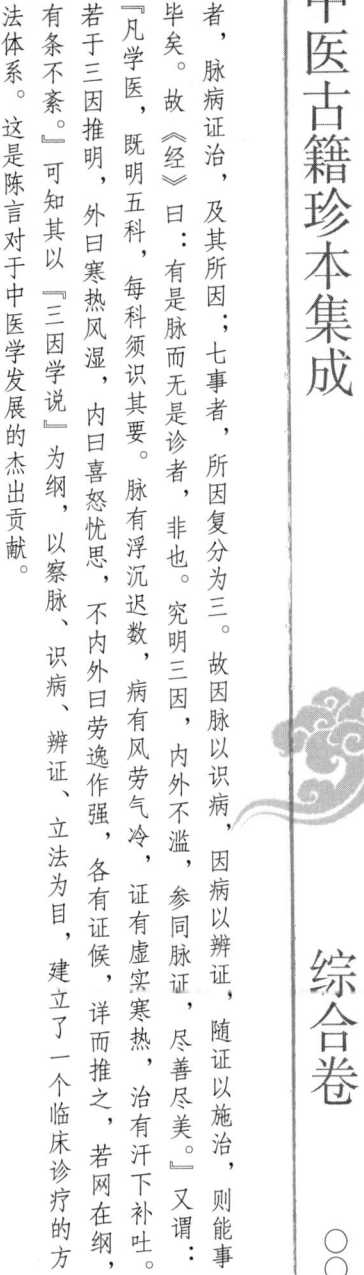

药，『山药』乃宋人避宋英宗讳而改『薯蓣』为之。

然而，尽管后人有疑此书为六朝人、唐人、五代人、宋人伪作，却也多以为《中藏经》文义古奥，具有至理，不能排除与华佗之渊源。尤其医家，愈益重视其理论与临床价值。有学者谓其文字有与《脉经》记华佗文字合者，有与晋人、南北朝人合者，而认为该书当属南北朝时拾取华佗遗论，而结合当时有关医论及医方编辑而成。此说最为近理。

《中藏经》可分为医论和附方两部分。方剂部分有六十八方，皆为丸、散之剂，亦奇者。医论部分共四十九篇，最为后人看重。其论阴阳五行，则多有阐发，非简单重复《内经》之说；论疾病，则不但重辨病因病机，尤其重辨证纲领，以脏腑辨证为核心，提出『虚、实、寒、热、生、死、逆、顺』八纲。此脏腑辨证，若与唐时《千金要方》之脏腑辨证、金元时易水学派之脏腑辨证相参，则可明中医脏腑辨证学说之演变。

四、《卫生宝鉴》

本卷所收之《卫生宝鉴》，底本乃明刻明德堂本。《卫生宝鉴》元刻本早佚，明代有永乐十五年（1417）重刊本、弘治七年（1494）重刊本及嘉靖十四年（1535）明德堂重刊本，其中弘治刻本已不存，故明德堂本是《卫生宝鉴》全书现存较早的刻本。

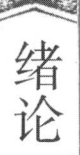

《四库全书》所收之明代《文渊阁书目》记有『《卫生宝鉴》一部三册』；另，焦竑《国史经籍志》记有『《卫生宝鉴》二十四卷，罗谦甫』，此为本书在明代书志中的最早著录。

罗天益，字谦甫，乃李东垣之登堂入室弟子。元人砚坚所作《东垣老人传》谓：『一日，谓友人周都运德甫曰：「吾老，欲遗传后世，艰其人奈何？」德甫曰：「廉台罗天益谦甫，性行敦朴，尝恨所业未精，有志于学，君欲传道，斯人其可也。」他日，偕往拜之。君一见曰：「汝来学觅钱医人乎？学传道医人乎？」谦甫曰：「亦传道耳。」遂就学，日用饮食，仰给于君。学三年，嘉其久而不倦也，予之白金二十两，曰：「吾知汝活计甚难，恐汝动心，半途而止，可以此给妻子。」谦甫力辞不受。君曰：「吾大者不惜，何吝乎细？汝勿复辞。」君所期者可知矣。临终，平日所著书检勘卷帙，以类相从，列于几前，嘱谦甫曰：「此书付汝，非为李明之、罗谦甫，盖为天下后世，慎勿湮没，推而行之。」』

《卫生宝鉴》立足《内经》、《难经》，学承东垣，旁参诸说，从理论与实践的角度论药、论方、论临证宜忌，对临床富有启示性。其所载『名方类集』计七百六十六方，元人杜思敬曾将其中部分内容辑录入《济生拔萃》丛书；而《中医方剂大辞典》中以《卫生宝鉴》为『方源』的有二百五十六方（其中有九方为《卫生宝鉴》引同时代其他名医方），以其他方书引《卫生宝鉴》作『方源』的有三十二方，这意味着有二百八十八首方剂为《卫生宝鉴》原创方剂或首次记录。书中随处可见的医案，其证候鉴别、病因病机分析、立法选方用药思路皆明晰翔实，引人关注，近人裘庆元曾专门辑出《罗谦甫治验案》二卷，收入《历代中医珍本集成》丛书中。

五、《医学纲目》

本卷所收之《医学纲目》，底本为明嘉靖四十四年（1565）刊本，乃本书之初刊本。

《医学纲目》作者楼英，据1997年萧山市卫生局所撰之『楼英墓志』文，其生于元至顺三年（1334）三月十五日，卒于明建文三年（1401）十一月十九日。又据周明道『明代医学家楼英年表』，《医学纲目》于元至正二十二年（1362）始编纂，明洪武二十九年（1396）编成。可知本书乃楼英自壮年至老的心血所系。成书后以抄本流传，直至曹灼得到后与友人分工校雠，于明嘉靖四十四年刊行于世。

清《浙江通志·经籍志》有『运气类注四卷，医学纲目三十九卷，弘治绍兴府志楼英著』。明弘治《绍兴府志》乃戴冠撰于弘治十三年（1500），或为史志中最早著录《医学纲目》者。

《仙岩楼氏宗谱》所收之《医学纲目》楼氏『自序』较《医学纲目》刻本之楼氏『自序』文字略有不同，而更明确易懂，谓『是以不揣芜陋，掇拾经传方书，一以阴阳脏腑分病析法而类聚之。分病以立其门，析法以标其首。门立诸标之右而大纲著矣，首标各门之左而众目彰矣。病有合者，缀立以附之；法有同首者，细标以次之。凡经之衍文错简脱简者，一以理考而释正之；传失经旨，众论矛盾者，皆于其后明辨之。庶几诸家之同异得失，得以曲畅旁通，精粗相因，巨细毕举，同病异法，如指诸掌，名之曰《医学纲目》。藏之巾笥，以便考求，使夫临病之际，自然法度有归，不致误投汤剂，而害生乱医，获罪神明者矣』。所谓『之右』、『之左』者，不过是刻本竖行排版，书写阅读时自右及左，先以『病』立『门』，故在右；『病』后列『治法』，故在左。

《医学纲目》为明初有代表性的医学类书，其汇聚历代医家学术与经验，搜罗宏富，又条分缕析，辨证得失，至今具有研究及实用价值。

六、《医学正传》

本卷所收之《医学正传》，底本系明嘉靖十年（1531）刊本，是本书的最早刊本。

有书志谓最早刊本为明正德十年（1515）刊本，残存卷一、卷二。然若『明正德十年』刊本，仅存卷一、卷二，无其他刊刻时间标识，只凭虞抟序是不能断定该刊本为『正德十年』刊本的，因有明一代公讳宽疏，单据讳字不能断年代。以嘉靖刻本而言，《医学正传》卷首有虞抟正德十年乙亥序，书末有嘉靖十年（1531）仲春之吉吴郡蒋诏『《医学正传》后叙』、嘉靖辛卯仲春之吉莆田史梧『《医学正传》

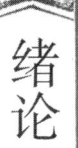

后再叙』，其他再无刻本时间标识。倘只有卷一、卷二，不见末卷之『后叙』，不足以定首刊时间。

据《中国中医古籍总目》，《医学正传》嘉靖刊本之后，又有明万历五年（1577）金陵三山街书肆松亭吴江刻本、明万历五年（1577）金陵周氏光霁堂刻本以及明万历六年（1578）边有猷刻本等。又有日本刊本九种和活字本一种。

《医学正传》作者虞抟，字天民，自号花溪恒德老人，浙江义乌人，《医学正传》云：『予故曾叔祖诚斋府君，幸与丹溪生同世、居同乡，于是获沾亲炙之化，亦以其术鸣世，故予祖父相承家传之学有所自来』。虞抟虽承家学，私淑丹溪，但并不偏执，云：『丹溪之书，不过发前人所未发，补前人所未备耳，若不参以诸贤所著，而互合为一，岂医道之大成哉。』全书八卷，首卷『医学或问』辨析医学源流、医经要旨及临床要点。余七卷则论病，内、外、妇、儿、五官各科咸备，每病首列总论，采摭《内经》要旨为提纲，继之以历代名医可法之语，间或附以己意；次述『脉法』，采摭王叔和《脉经》要语，及历代名医诸书可法之语；再述『方法』，其中伤寒一宗张仲景，内伤一宗李东垣，小儿科多本于钱乙，其余诸病悉以『丹溪要语』及所著诸方冠于其首，次以刘、张、李三家之方，选其精粹者继之于后，外有诸家名医有理妙方，又采附于其末；凡其祖父口传心授，及已历年经验方法，悉皆附于诸条之末，本病无者，则缺之；又于各病之末，附其积年验案。

七、《云林神彀》

本卷所收之《云林神彀》，底本为明万历二十五年（1597）刊本。《云林神彀》初刊本为明万历十九年（1591）刊本，是后来很多刊本的祖本。然而本卷所收之明万历丁酉刻本，与他本版式不同，且多一龚廷贤自序；书末『题医师龚云林先生一首』之落款为『赐进士第亚中大夫山东辽海参政永平王大用书』，其中的『山东』，诸本多误作『曲束』或『曲东』。此本诸家书志似均未著录。

龚廷贤出身医学世家，本人及其父、其弟均为御医。龚廷贤有多种著述，除本书外，影响较大的有《万病回春》、《寿世保元》、《古今医鉴》等。其学宗《内经》而旁参诸家，谓：『自《内经》以来，医书汗牛充栋，不谓不多。盖医之有《内经》，犹儒道之六经，无所不备。后贤著述，若仲景、东垣、河间、丹溪四子之说可谓医书之全备。犹《学》、《庸》、《论》、《孟》为六经之阶梯，不可缺者也。故曰外感法仲景，内伤法东垣，热病用河间，杂病用丹溪。然《素问》论病之因，《本草》著药之性，《脉诀》详证之原，《运气》法天之候，一以贯之于《内经》，斯医道之大成。』（见《寿世保元》）

《云林神彀》主要以歌诀体撰就，有益于记诵，内容涉及内、外、妇、儿、五官科一百余种临床常见病的辨证施治，有类似临床手册的作用。本书虽医家对之评述不多，然极受读者欢迎，多家多地反复刻印，至今仍存明清两代二十余种刻本。

八、《怪疴单》

本卷所收之《怪疴单》，底本为万历二十六年（1598）《夷门广牍》本。此为《夷门广牍》的初刊本，后世刻本均源于《夷门广牍》本。

此书题作『元朱丹溪著，明周履靖梓』，成书于万历三十五年（1607），《徐氏家藏书目》记有『《怪疴单》一卷，周履靖』；明《澹生堂藏书目》记作『《怪疴单》一卷，周履靖，《夷门广牍》本』；清《佳趣堂书目》记作『《怪疴单》一卷，朱丹溪，《广牍》本』。一般认为本书当是托名『朱丹溪』所作，实际辑录者应是周履靖。

本书辑录了验案七十一则，多以单方内服外用取效。虽以『怪疴』为名，却并不涉及神怪，不过是一些临床少见的疾病。书中所记病状虽『奇怪』，但处方治疗并依据医理、药性，施治有验亦在情理之中。此书所记，与元代危世林所著《世医得效方》、明代楼英所著《医学纲目》多同，可相互参看。

九、《先醒斋笔记》

本卷所收之《先醒斋笔记》，是广为人知的《先醒斋医学广笔记》的前身。乃明人丁元荐所录，『先醒斋』为丁元荐斋号。此本诸家书志多记作『明万历四十一年（1613）刻本』，当是根据书首丁元荐『自叙』的落款『癸丑春日曲肱道人丁元荐自题』而定。然书中有丁元荐记录的『乙卯春正月三日口角歪斜』缪希雍验案。此『乙卯』年最有可能是万历四十三年乙卯（1615），因上一个乙卯年为1555年，其时缪希雍年方十岁（缪氏约生于1546年），尚未学医。故今拟将此本刊刻年代定于万历四十三年乙卯（1615）。

《先醒斋笔记》原不分卷，诸家书志多以缪希雍为撰作者。如《医藏书目》便著录为『《先醒斋笔记》一卷，缪仲仁』。其实此书发端于丁元荐。丁元荐出身官宦之家，本人与其父皆是进士，亦均是医学爱好者，喜搜集医方。丁元荐与缪希雍皆是慷慨豪爽之辈，意气相投，两人结交后，丁氏耳濡目染缪氏的精妙医术，又搜集缪氏医案医方。明万历三十九年（1611），丁元荐告归后，将其搜集三十余年的医方中有效者请缪希雍去取裁断，并附上丁元荐搜集的医案，而成《先醒斋笔记》一书。因此《先醒斋笔记》主要内容是丁氏所记之验方、验案，这些验方验案经过缪希雍审订，其中尤多来自缪希雍的临证实录。此外，本书首载『炮制法』，书末还附『痘科异治』一卷，是缪希雍得之九江宋氏者。

《先醒斋笔记》刊刻后，流通不广。缪希雍因为交游中人多向其索取，又有金沙庄敛之请其增益内容以便再刻流传，于是缪氏又在《先醒斋笔记》基础上，增补医案，增入伤寒、温病、时疫治法要旨；

又将『炮制法』广为一卷，删去『痘科异治』而成《先醒斋广笔记》，又称《先醒斋医学广笔记》，刊刻行世。

崇祯十五年（1642）缪希雍弟子李枝又重刻《先醒斋广笔记》，并谓：『简阅故本，删其余论，附以臆说』。李枝所增附者，有待研究。

《四库全书总目》评曰：『希雍与张介宾同时，介宾守法度而希雍颇能变化，介宾尚温补而希雍颇用寒凉，亦若易水、河间各为门径，然实各有所得。』读者可披阅此书，以审然否。

十、《景岳全书》

本卷所收之《景岳全书》，其底本为乾隆三十三年（1768）越郡藜照楼刻本。《景岳全书》首刻于清康熙三十九年（1700），由时任广东布政使的鲁超主持刊刻，是为『鲁本』；再刻于康熙四十九年（1710），由两广转运使贾棠依照鲁本重新翻刻，是为『贾本』；三刻于康熙五十二年（1713），由查礼南据贾本翻刻，是为『查本』。后世多为这三个版本的重刻本。藜照楼本为鲁本的重刻本，保持了鲁本初刻本的原貌，且较鲁本错漏之处少。

张介宾（1563—1640），字会卿，号景岳，别号通一子，先世居四川绵竹县，明初以军功世授绍兴卫指挥，遂定居会稽（今浙江绍兴）。生颖异，读书不屑章句，于兵书与轩岐之学，尤所淹贯。壮岁从戎幕府，居数年无所就，而亲老家贫，遂解甲归隐，潜心于医道。所著除《景岳全书》外，还有《类经》、《类经图翼》、《类经附翼》、《质疑录》。

《景岳全书》以『入道需从性理，明心必贯天人，谟烈圣贤大德，图书宇宙长春』二十四字分二十四集，每集涵一、二、三、四卷不等，共六十四卷，包括传忠录、脉神章、伤寒典、杂证谟、妇人规、小儿则、痘疹诠、外科钤、本草正、新方八阵、古方八阵、妇人规古方、小儿则古方、痘疹诠古方、外科钤古方十五部分。其书融合宋明理学与医学，梳理历代医学成就，结合自身心得，而成一家之言，对临床极富指导价值。

世人多以张景岳倡『阳非有余阴亦不足』而为『温补派』代表，张景岳亦于《传忠录·论治篇》云：『凡临证治病，不必论其有虚证无虚证，但无实证可据而为病者，便当兼补，以调营卫精血之气；亦不必论其有火证无火证，但无热证可据而为病者，便当兼温，以培命门脾胃之气。』然景岳通晓阴阳五行之理，岂是偏执一隅之人？不过恶河间之『悉以实火言病』与丹溪之『阳常有余阴常不足』而为矫枉过正之言，如其所云：『凡今之医流，则无非刘朱之徒，动辄言火，莫可解救，多致伐人生气，败人元阳，杀人于冥冥之中而莫之觉也。』『天地阴阳之道，本自和平，一有不平，则灾害至矣。而余谓阳常不足，岂亦非一偏之见乎？盖以丹溪补阴之说谬，故不得不为此反言。』

十一、《石室秘录》

本卷所收之《石室秘录》，底本为清翰宝楼藏本。《石室秘录》首刻于康熙二十八年（1689）。本卷所收之本，避『玄』字而不避『贞』字，应系康熙年间刊本，也是此书的早期刊本。

成书于乾隆五十二年（1787）的《清朝文献通考·经籍考》已有著录，谓：『《石室秘录》六卷，陈士铎撰。士铎，字远公，山阴人。』清嘉庆八年《山阴县志》『陈士铎，邑诸生，治病多奇中，医药不受人谢，年八十余卒』。陈氏所著之书有多种，今惟《石室秘录》、《洞天奥旨》、《本草新编》、《辨证录》、《辨证玉函》、《脉诀阐微》、《外经微言》等数种存世。

《石室秘录》约成书于康熙二十六年（1687），托言天师岐伯传道，仲景、华佗、孙思邈等共相阐发。虽言涉诡诞，然书所载述皆有理据。本书是中医古籍中唯一一部系统论述疾病治法的著作。全书六卷，依次分为礼、乐、射、御、书、数六集，各集主要以治法为主线而又理法方药俱备，内容涵盖了内、外、妇、儿、五官科等近百种疾病的证治，所录古今成方及作者自定方五百余首中至少有三百一十三方为其首载。其书共计阐述一百二十八种治法，以具体病证为例，剖析治法，示人辨治思路，论述中医理论及疾病辨治多有创见。

《石室秘录》自清及今，多次刻印，影响广泛。清代《疡医大全》、《沈氏尊生书》多有称引。《石室秘录》中关于妇科、儿科的论述与傅山著述的相关内容基本相同。有学者以为《石室秘录》中的『岐伯天师』实为明末清初儒医兼道教『真人』身份的反清复明志士傅山之化名，《石室秘录》是为傅山代言。又有学者认为：傅山行医从不隐姓埋名，也不需伪托，《傅青主女科》是对《辨证录》稍加语句调整而成书的，其抄本又屡经增删改易，并曾用他名。事实如何，有待更多史料的出现。

十二、《医学心悟》

本卷所收之《医学心悟》，底本乃慎德堂刻本。此本避清乾隆帝偏讳，『弘』字作『宏』，不避道光帝偏讳『宁』，应系乾隆、嘉庆年间刻本。

《医学心悟》前有雍正十年（1732）孟春月吉旦作者自序，原系五卷。慎德堂本作六卷者，乃附入作者《华佗外科十法》一卷。《外科十法》前有作者雍正十年壬子冬所作序，云：前有《医学心悟》梓行于世，仅及内科，未及外科。恰壬子冬普陀寺修葺，寺僧及工人等数千，多有患广疮、疥癣者，投以膏散，收效甚速。于是聚精会神，参悟外科旨要，约以十法，撰成《外科十法》，与《医学心悟》并行于世。已知《外科十法》首刊于雍正十一年（1733），由新安人江耀舟捐资刊刻。慎德堂本系将《医学心悟》、《外科十法》两书合一，故有六卷。

《医学心悟》作者程国彭（1680—?），字钟龄，法号普明子，天都（今安徽歙县）人。初攻举子业，有声庠序。后以家贫，立志学医，晚年至天都普陀寺修行。潜心研究各家医著，博采诸长，融会贯通，医名大噪于康熙、雍正年间，其于医理，『凡书理有未贯彻者，则昼夜追思，恍然有悟即援笔而识之』。历三十年，作《医学心悟》五卷，『以教吾徒』。传授门生注重理论联系实际，该书详论内科杂病，兼及妇、儿、五官病证等。将伤寒诸证病理概括为表、里、寒、热，并引申为表寒、里寒，表热、里热，表里皆热、表里皆寒，表寒里热、表热里寒。又谓：病之原，有内伤、外感；病之情，有寒、热、虚、实、表、里、阴、阳；治病之方，则有汗、和、下、消、吐、清、温、补。程氏创立的八纲八法，为后世医家所遵循。自拟方剂如止嗽散、半夏白术天麻汤、益母胜金丹等沿用至今。

十三、《类证治裁》

本卷所收之《类证治裁》，底本为清咸丰元年（1851）丹阳林氏研经堂本，是《类证治裁》的初刻本。

林佩琴（1772—1839），字云和，号羲桐，江苏丹阳人，清嘉庆十三年（1808）恩科乡试举人。林氏博学通医，不以医为业，但常为人治病，起奇疾甚多。因思当时医家『学殖荒芜，心思肤浅，甚则治温疫以伤寒法，治血枯以通瘀法，与夫喜行温补，不顾留邪，动辄攻消，不知扶正』，乃『思矫而正之』。自嘉庆十四年（1809）赴京会试未中后，于课馆授徒之余，即开始搜辑资料，晚年请病人归还药方，选录医案，更网罗历代精粹，汇集古方验方，结合自己的临床心得，历三十年，于其临终之际，撰成《类证治裁》一书。

《类证治裁》内容涉及基础理论、内科、妇科、儿科、外科、五官科，理、法、方、药俱全，堪称中医学理论与临床结合的典范。其书宗经立论，又酌古参今，对后世医家的学术论点择善而从；分门别类，详列治要，每一病证下概要而明晰地论述了病因、病机、证候特点、脉象及治法和方药；重视辨证，脉证合参，其于每病症条目之后论治之前，专立的『脉候』一节，嘱人认证必以脉为据，强调脉法在辨证上的重要性。书中所录医案四百八十余例，从中可见林氏临证之圆机活法，巧思妙构。

十四、《血证论》

本卷所收之《血证论》，乃清光绪十六年（1890）唐氏家藏版刊本，除书志所载『清光绪十年（1884）刻本』外，是本书存世之最早刊本。作者生前曾对此书进行修订，修订后的最早版本是清光绪二十年（1894）申江袖海山房石印本，修订内容包括增加方解、增补剂量和炮制方法，以后的版本多由此而来，因此作为本次整理的主校本。

有书志载《血证论》最早刊本为『清光绪十年（1884）刻本』，然《中国中医古籍总目》并未著录此甲申本。又本书之『唐宗海自序』作于『光绪十年岁在甲申重九后一日』，未知该『首刊本』是否据此而定？

《血证论》作者唐宗海（1847—1897），字容川，四川彭县人，为清代著名医学家。清光绪十五年（1889）进士，授礼部主事。年少时因其父多病，兼习医学，广读《内经》、《伤寒》以及历代著名医著，后因其父罹患血证而病逝，从此专心医学，长于治疗内科杂证，于血证尤有心得，『用治血证，十愈七八』，遂积临证心得，发精微奥义，著成《血证论》一书。唐氏所处的时代西学东渐，他主张治学应『好古而不迷信古人，博学而能取长舍短』，医学研究应能『损益乎古今，参酌乎中外，以求尽善尽美之医学』，主张『不存疆域异同之见，但求折衷归于一是』，提出『中西医汇通』的口号，其观点对后世中西汇通医者影响深远。唐氏代表性的学术著作主要集中在《中西汇通医书五种》，包括《中西汇通医经精义》、《伤寒论浅注补正》、《金匮要略浅注补正》、《血证论》、《本草问答》等，其他尚有《医易通说》、《医学一见能》、《痢疾三字诀》等。

唐氏在《血证论》凡例中述及：『血证自古绝少名论，故是书条分缕析，务求精详。』该书卷一总论血证机理，余卷分述各种出血病证的病因病机、病状表现、辨证施治、方药运用等各部分内容。既总结前人经验，又有个人独到见解，对临床具有指导意义，后世研究血证亦多参考此书。

十五、《医学源流》

本卷所收之《医学源流》，底本是日本宽永九年（1632）刻本。

《医学源流》为熊宗立所著，书志或谓又名《历代名医考》、《原医图》。原附刻于《名方类证医书大全》之末。《万卷楼书目》曰：『《原医图》一册，熊宗立』，《故宫所藏观海堂书目》曰：『《医学源流》一卷，明熊宗立撰，日本抄本，一册』，是流传中，其又独立成册矣。

《医学源流》卷末有熊宗立跋语，落款『时景泰新元庚午岁也』，是成书于明景泰元年（1450）。宽永刻本前有『新刊名方类证医书大全』吴尚志、熊宗立序，是以《名方类证医书大全》序代《医学源流》序。

此书《中国中医古籍总目》谓有明景泰元年（1450）刊本，藏于上海图书馆，可能是误记。今查《上海图书馆古籍书目数据库》，不惟无本书，且《名方类证医书大全》亦无藏。中华医学会上海分会图书馆藏有一部《名方类证医书大全》（书末附《医学源流》），『明清中医珍善孤本精选十种』丛书曾据此影印出版，其目录卷末，有牌记曰『成化三年丁亥熊氏种德堂刊』。

《医学源流》为上起伏羲、神农、黄帝，下至朱丹溪的一百五十二位在医学上有突出贡献的人物立传，还立有『附遗』一节，以记载年代、出处不详医家的传记资料，亦有助于辨章学术、考镜源流者也。

十六、《古今医史》

本卷所收之《古今医史》，底本是清抄本。《古今医史》既往亦仅以清抄本一种存世，今有该抄本《续修四库全书》影印本。

《古今医史》由清王宏翰著，书成于康熙三十六年（1697）。书本七卷，后又续增二卷，并附录王宏翰医案一卷。

王宏翰乃清初名医，著述除《古今医史》外，还有《医学原始》、《四诊脉鉴大全》、《性原广嗣》、《古今医籍志》、《伤寒纂读》、《病机洞垣》、《女科机要》、《幼科机要》、《本草性能纲目》等多种。

《古今医史》以朝代为序，为自五帝至清代的四百五十七位在医学上有突出贡献的人物立传，被立传者上起伏羲、神农、有熊氏，下至清代医者缪松心，『凡史传所载，医籍所纪，合于圣贤之旨者则仍之；涉于怪诞之说者则辨而正误。或医庸而名振，胸次一无真学者不录之；或隐居好道，高尚其志而有著述者必采而入之』。

本卷所录皆为善本，存留迄今，洵可宝贵。本次整理，不过借他本以补述底本之漫漶处，稍作校注略省读者查校之劳。或学力不足，不免有错，尚祈博雅君子教正。

虞舜　王旭东

2014年12月

目录

综合卷

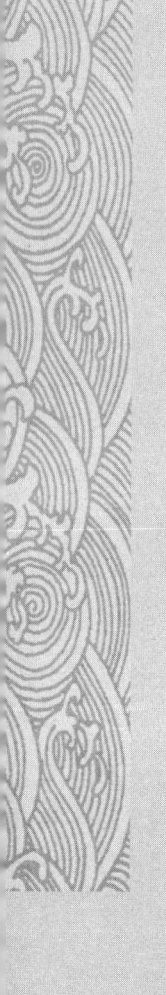

先醒斋笔记

原著○明　缪希雍
原订○明　丁元荐
校注○黄晶晶

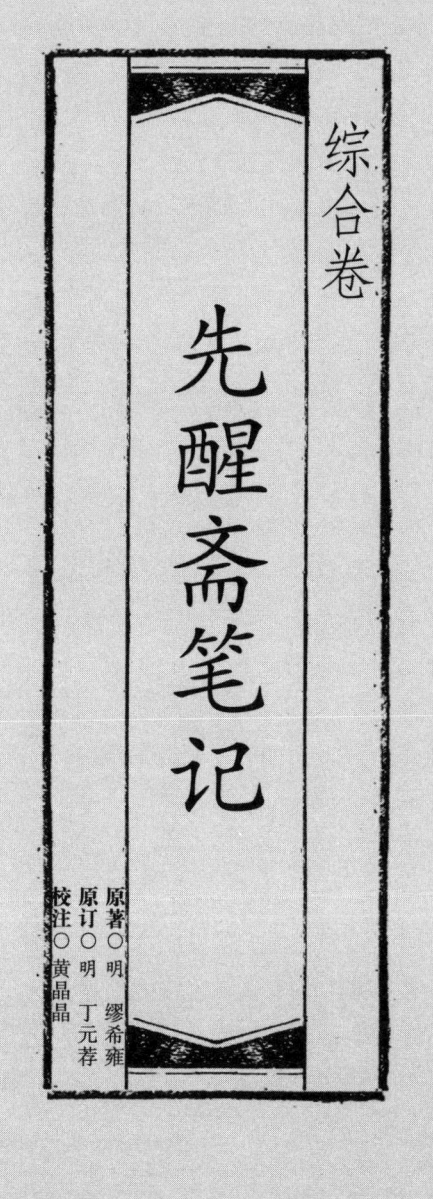

导读

《先醒斋笔记》为明丁元荐所辑。『先醒斋』乃丁氏斋号，『笔记』以收录明代名医缪希雍临床验案及验方为主，约于明万历四十三年（1615）刊行。当时一出，知者以为『枕中鸿宝』，交相索取。后由缪希雍在《先醒斋笔记》基础上增益群方，兼采本草常用之药，增至四百余品，详其修事；又增入伤寒、温病、时疫治法要旨，名《先醒斋医学广笔记》，大行于世。

一、作者生平

丁元荐（1560—1625），字长孺，号慎所，湖州长兴（今浙江长兴）人。父丁应诏，明隆庆辛未（1571）进士，官至四川布政司左参议。丁元荐，明万历丙戌（1586）进士，官至尚宝司少卿，为人刚正不阿，受业于东林党人顾宪成，虽仕途坎坷而以节行称于当时。明万历丁亥年（1587）与缪希雍相识而引为至交，著有《尊拙堂文集》、《西山日记》等，事迹具《明史》本传。

缪希雍（1546—1627），字仲淳，又字仲仁，号慕台，别号觉休居士，江苏常熟人，寓居浙江长兴，后迁居江苏金坛。父缪尚志，明正德己卯（1519）举人，汉阳府通判，早殁。缪希雍为人豪爽慷慨，生平好游走四方，与东林党人为友而被视作兄长。早年习儒，17岁患疟疾，遍检方书而自己治愈。后科举一击不中，遂弃儒习医，潜心医道而大成，精医理，治学自岐黄、仲景乃至东垣之学无不有悟于心，尤精于本草，临证多有奇效，著述除《先醒斋医学广笔记》外，还著有《神农本草经疏》、《本草单方》等。

二、主要内容

丁元荐世好医学，其父即喜医学，好摘录医方。丁元荐亦有此好，但不能别医方之精粗。明万历辛亥（1611）年丁元荐告归后，将其搜集三十余年的医方中有效者请缪希雍去取裁断，得方三百六十八首，并附上丁元荐搜集的医案一百一十五则，内容涉及内、外、妇、儿各科，而成《先醒斋笔记》一书。

《先醒斋笔记》不分卷，除首载『炮制法』，末附『痘科异治』一卷（元荐谓为缪希雍得之九江宋氏者）外，主要内容是丁氏所记之验方、验案，这些验方验案经过缪希雍审订，其中尤多来自缪希雍的临证实录。

以后缪氏应其友人庄敛之所请，在本书基础上增补而成的《先醒斋广笔记》（又称《先醒斋医学广笔记》），书共四卷，其中前三卷较之《先醒斋笔记》增补了二十四条医案，并对部分医案顺序和内容做了调整和删补，又增入伤寒、温病、时疫治法要旨；又将『炮制法』广为一卷，卷末附用药凡例，记载了四百三十九种常用药物的炮制方法、畏恶禁忌，以及丸散膏丹的制法、煎服法等；又删去『痘科异治』。

三、版本流传

本书根据书中的『乙卯春正月三日口角歪斜验案』，刊刻时间应不早于明万历四十三年乙卯

（1615）。此后明天启二年（1622），缪氏应庄敛之所请增补而梓行《先醒斋广笔记》；明崇祯壬午（1642）年缪希雍弟子李枝又重刻《先醒斋广笔记》。今诸本均存，而以本书传世较少，且从未见排印本。今将本书整理影印之，以广其传，不惟可见缪希雍之功，亦显丁元荐之德矣。

四、校注说明

校注过程中以明万历四十三年丁元荐刻本为底本，以《四库全书》所收《先醒斋医学广笔记》本（简称『四库本』）为校本，结合本校、他校和理校的方式进行，整理如下：

1. 由于本次校注具有特殊性，对底本不做改动，统一用出校的形式对文中生僻字、通假字、异体字、古今字等进行注释。缺笔字或其他不规范字，一望便知的不予出校。

2. 同一字词在第一次出现时的校注中注明『下同』，以后不重复作注。

3. 典故、地名官制、不通用方药异名，简略注释。

4. 难认之草字、残缺模糊字在校注中出注予以说明。

5. 较规范的繁体字不予出校。

先醒齋筆記自叙

先大夫雅好醫錄方幾成帙
予小子試之茫乎無緒也歲
丁亥交繆仲淳氏仲淳豪爽
自負岐黄之訣禘東垣仲景
以上允注精本草曰三墳書

不傳、者此爾遊轍不持藥
囊為人手疏方輒奇中其所
胗視及刀匕湯液與俗醫左
偕醫不能解輒謗遇險恠①症
數年不起或皇遽計無復之
必拱手請質繆先生仲淳迬

往生死人攘臂自快不索谢

上自明公卿下至里田院乞

兒直平等視故索方者日益

相知録其方遁相傳試靡不

奇驗仲淳一切無所恡②曰顧

用之何如③余仲淳意所獨到

堅執不移至俗鑒相傾却走④

意氣閑定自若其察脉審症

四顧踟躕又甚細甚虚甚小

心生平好游緇流羽客⑤樵叟

村豐相與無聆睞⑥披肝膽以

故蒐羅秘方甚富然惟仲淳

能裹之曰吾以脉與症試方
不以方嘗病也予辛亥
賜告歸不敢以⑦山中餘日漫付
高枕彙三十餘年所積方取⑧
奇中者裁之仲淳并録後先
醫案類而梓之以廣其傳竊

自附古人手錄方書之意云
仲淳諱希雍海虞故家子多
僑寓所至稱寓公
癸丑春日曲肱道人丁元薦
題

校注

①恠：『怪』的异体字。
②悋：『吝』的异体字，吝啬，舍不得。
③尒：同『尔』，语气助词。
④却走：退避。
⑤緇流羽客：指僧徒、道士。
⑥眄睐：指眷顾、垂青之意。
⑦吅：『以』的异体字。
⑧耴：此处当为『取』，形近之误。

先醒齋筆記

炮製法

仲淳辨藥性及方產製法悉本神農本草經用者細檢如法脩製及一切禁忌方驗故總其凡于首後方中不復贅

當歸 色白味甘者良酒洗

人參 色微黃皮薄滋潤明亮潤而獨株味甘者良去蘆

牛膝 形長二尺五寸已上者方佳蜀地及懷慶產者良去蘆酒蒸

橘紅 真廣陳皮猪鬃紋香氣異常去白時不可浸水中止以滚湯手蘸三次輕輕刮去白膜極淨

藿香 自種者真

砂仁

白荳蔻 二味皆須藥煎成方砂研入一二沸即起入丸待諸藥細末後方入勿隔宿

酸棗仁 炒研勿隔宿粒粗勿碎皮者良

何首烏 冬至後採者良入春則芽而中空矣今人以贗種欺人香氣不能混也洗淨勿去皮同黑荳九蒸九晒

真茅山蒼朮 細而帶糖香味甘者真米泔浸洗極淨刮去皮拌黑豆蒸又拌蜜酒蒸又拌人乳透蒸凡三次蒸時須烘晒極乾氣方透

白茯苓 堅白者良去皮爲末水澄去浮面筋膜三次茯神同

川黃連 非真川黃連不効折之中有孔色如赤金者良去鬚切片分開粗細各置姜汁

拌透用綿紙襯先用山黃泥炒乾研細再炒至黝紅以連片隔紙放上炒乾再加薑汁切不可用水紙焦易新者如是九次爲度赤痢用濕槐花拌炒

半夏 姜汁和明礬末浸透無白星爲度

硬石膏 亭自有墻壁者眞即市之寒水石也

滑石 堅白者良先去浮面黃者研極細水飛去下脚七次

厚朴 紫而厚有油者良用姜汁炒

綿黃耆 軟如綿直而細中有菊心者良或去皮蜜炙或鹽水炒

肉荳蔻 不油不蛀不皺者佳粉麵裹煨

麥門冬 細白而皺出杭州覓橋者良去心

升麻 綠色者良入滯下湯丸醋炒

方酌齋上

石斛長而中寔味不苦者眞酒蒸

木香忌見火

枇杷葉拭去毛極淨蜜炙每片一兩重者方佳

薏苡仁揀淨滚湯炮数次方不油蒸氣

乳香研細藥將成下一二沸即起

白稨荳炒去殼打碎

菟絲子米泔淘洗極淨揀去稗草子酒浸一宿慢火煮乾木槌去殼

北五味子遼東者佳去枯者打碎蜜蒸

車前子自收玄色者良米泔浸蒸晒

吳茱萸滚湯炮三次

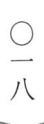

桑白皮自採入土東行者竹刀刮去粗皮手析成縧拌蜜炙上炙根淨土上者殺人

巴戟天　遠志俱甘草汁煮去骨

肉蓯蓉大者良白酒浸洗去鱗甲

懷生地黃大如大指堅實者佳酒洗晒乾以手擘之有声為度好酒拌匀置磁甕内包固重湯煮一昼夜勝于蒸者名熟地生地酒洗用

沒藥與燈草同研方細　香附細者佳洗净晒乾揀去砂石或童便或酥或塩水或醋浸炒

栢子仁去油者酒拌蒸另搗如泥

貝母去心白而細者佳

薄荷葉出蘇州龍腦者真

蘇子自採者良兩面俱紫者真紫蘇也臨入藥炒研数沸卽起

青蒿子 葉細而香者青蒿也自採佳陰乾

白朮 米泔浸去油者山黃泥裹蒸晒九次洗淨去皮切片晒乾

澤瀉 不油不蛀者米泔浸蒸

益母草 紅花者良　黑玄參 忌銅　天門冬 去心

連翹 黑而閉口者良　枸杞子 產甘州者最　川椒 閉口者能殺人去蒂

豨薟草 方莖赤色者良產川中者最

鱧腸草 即旱蓮草熬膏須日色中

瓜蔞仁 置粗紙內擂去油

紫河車 置酒內覆者男胎也首胎重十五兩以上先將酒洗數次血水方盡用銀簪脚剔去筋膜封固銀鍋內加酒重湯煮一晝夜或文武火焙乾

阿膠油綠色光明可鑑者真蛤粉炒成珠

鱉甲九肋者良醋炙透焦研細再拌醋甩上焙乾再研如飛麵

白殭蠶白而直折開如漆青色者佳

血鹿角酥炙白膠或酒化或粉炒成珠

鹿茸去毛酥炙

犀角入人懷內一宿易碎

羚羊角帯黃色者真本草云角彎中深銳緊小有掛痕者真耳邊聽之集集鳴者良纏縛鐵錐匕細重匕密裹避風搗篩極細更研萬匝入藥免刮人腸

蟾酥自取者良

珍珠入豆腐內蒸易碎

山茱萸肉圓而紅潤肉厚者佳去枯者酒拌砂鍋上蒸去核凡蒸藥用柳木甑去水入九寸水不上泛餘悉准此

牡丹皮 潤而厚者良酒洗　甘菊花 自種者良

女貞實 按本草女貞實與冬青似是而非也女貞葉長四五寸子黑冬青葉圓子微紅俱霜後採陰乾去粗皮內更有細皮實色白酒拌黑豆同蒸九次

槐莢子 入臘月雄黃牛膽風乾百日

沙苑蒺藜 綠色形如腰子細而香如天池茶者真即同州多鴆者或炒或酒浸拌蒸

杜仲 酥炙或酒炒斷絲以斷取屑方不焦

川續斷 皺皮黃色折之烟塵起良

補骨脂 形圓實色黑者良先用米泔浸去上面滑者過一宿將下面沉實者曬乾用

天竺黃 輕者真　琥珀 輕而透明紅色者良

硃砂 研極細水飛過數次如麵以磁石吸去鐵氣

白蒺藜 炒去刺研細　銀柴胡 產銀州者治骨蒸不入發表藥

沉香 忌火見　覆盆子 去蒂

款冬花 單取花蕊去蒂梗　紫菀 酒洗

秦艽 酒洗　川烏 童便浸火炮去皮臍

草烏 童便浸火炮去皮臍　蒲黃 止血炒用行血生用

麻黃 湯炮去節　赤芍藥 酒浸

牡蠣 火煅醋淬七次研極細如飛麪　青黛 淘澄去脚

白蕪荑 炒去殼　草決明子 炒研

射干 不辣者是　天南星 爲末入臘月牛膽中陰乾用

忌鐵

知母　補骨脂
石菖蒲　益母草
豨薟草　地黄
桑白皮　黑芝麻
紫河車　鱧腸草
香附　蓮肉去心瓦上炙黄
白茯苓白色者良　木瓜假者多以小梨充之
何首烏　胡黄連

先醒齋筆記 一

應禁忌鵝鯗醃用細茶並前法凡湯液一切用長流水或山泉之甘洌者

中風

治法大略

凡言中風有真假內外之別差之毫釐謬以千里何者西北土地高寒風氣剛猛真氣空虛之人卒爲所中中臟者死中腑者成廢人中經絡者可調理而瘳治之之道先以解散風邪爲急次則補養氣血此真中外來風邪之候也其藥以小續命湯桂枝麻黃生熟附子羌獨活防風白芷南星甘草之屬爲本若大江已南之東西兩浙七閩①百粵②兩川滇南鬼方③荆揚

梁三州之域天地之風氣既殊人之所禀亦異其地絕無剛猛之風而多濕熱之氣質多柔脆往往多熱多痰真陰既虧內熱彌甚煎熬津液凝結為痰壅塞氣道不得通利熱極生風亦致猝然僵仆類中風證或不省人事或語言謇澁或口眼歪斜或半身不遂其將發也外必先顯內熱之候或口乾舌苦或大便閉澁小便短赤此其驗也劉河間所謂此證全是將息失宜水不制火丹溪所謂濕熱相火中痰中氣是也此即內虛暗風確係陰陽兩虛而陰虛者為多與外來風邪迥別法當清熱順氣開痰以救其標次當

治本陰虛則益血陽虛則補氣氣血兩虛則氣血兼
補久以持之設若誤用治眞中風藥如前種種風燥
之劑則輕變爲重重則必死禍福反掌不可不察也
初清熱則天門冬麥門冬甘菊花白芍藥白茯苓栝
蔞根童便順氣則紫蘇子枇杷葉橘紅鬱金開痰則
貝母白芥子竹瀝荆瀝栝蔞仁次治本益陰則天門
冬甘菊花懷生地當歸身白芍藥枸杞子麥門冬五
味子牛膝人乳白[illegible]栢白蒺藜之屬補陽則人參
黃耆鹿茸大棗

乙卯春正月三日予[illegible]患口角牽邪右目及右耳根

先[illegible]
俱痛右頰浮腫仲淳曰此內熱生風及痰也治痰先清
火清火先養陰最□□劑
真蘇子三錢廣橘紅三錢□根三錢貝母四錢天門冬三錢麥
門冬五錢白芍藥四錢甘草七分鮮沙參三錢明天麻一錢甘菊
花三錢連翹二錢河水二鍾半煎一鍾加竹瀝一杯霞天
膏童便饑時服日二劑初四至初九日加懷生地黃
三錢初十加牛膝四錢黃柏二錢十三日去連翹加石斛三錢
五分五味子七分白藊荳二錢乾葛八分十八日去連翹天麻
乾葛白藊荳加蓮肉四十粒
正月廿二日定方　初月進二劑後每日一劑

天門冬三錢 麥門冬五錢 生地黃五錢 白芍藥四錢 牛膝五錢酒蒸 炙甘草一錢 貝母二錢 括蔞根二錢 蓮肉四十粒 酸棗仁六錢 真蘇子二錢 黃栢一錢五分 甘菊花二錢五分 鮮沙參三錢 廣橘紅二錢 五味子八分 河水三鍾煎一鍾饑時服

二月十二日定方

天門冬三錢 麥門冬五錢 真蘇子二錢五分 廣橘紅二錢五分 白茯苓三錢 貝母三錢 黃栢一錢五分 括蔞根二錢 五味子七分 鮮沙參三錢 玄參二錢 甘菊花二錢五分 甘草一錢五分 酸棗仁五錢 生地黃四錢 白芍藥四錢 牛膝五錢 蓮肉六十粒 十日後去括蔞根三月廿八日去玄參加石斛三錢至五月盡病始全愈前方

先醒齋筆記

中曾加參二錢服二劑
又覺浮火上升即去之
丸方
胡麻仁三觔即黑芝麻④桑葉酒拌蒸曬三觔何首烏三觔九蒸九曬人乳拌至一倍
兩蒼朮二觔米泔浸洗淨刮去皮拌黑豆蒸又拌蜜
倍酒蒸又拌人乳蒸凡三次蒸時須烘晒極乾
氣方牛膝如法二觔甘菊花二觔懷生地三觔天門冬去心酒
透蒸二觔
栢子仁二觔黃檗一觔枸杞子二觔
又丸方先時合成病中仲淳以為可服
日進兩許百日後方易煎丸
人參去蘆人乳浸飯上蒸切片烘乾十兩五味子去枯者打碎蜜蒸烘乾十兩山茱
萸肉八兩沙苑蒺藜一半炒為末一半打糊和藥十二兩川巴戟天如法去骨
以甘菊花枸杞子同酒浸蒸晒乾八兩蓮鬚金黃色者良六兩枸杞子去枯者及蒂人

乳潤過烘花上二兩川牛膝去蘆酒蒸十兩天門冬六兩連肉去心每塊分作五六
⑤塊瓦器內炒焦黃忌鐵十二兩白茯苓如法人乳拌晒八兩黃栢蜜炙四兩砂仁炒二
兩懷生地十二兩鹿角霜酥拌炒研如飛麪十二兩鹿茸六兩火燎去毛切片
酥炙菟絲子末八兩加甘菊花六兩煉蜜同蒺藜糊和丸如
梧子大每六錢空心饑時各一服淡鹽湯吞

治右半身不遂右屬氣虛

白蒺藜炒去刺甘菊花何首烏如上法黃耆蜜炙天門冬去心
麥門冬去心人參去蘆⑥豨薟酒拌九蒸九晒各一觔白茯苓水澄白芍
藥酒炒牛膝去蘆酒蒸各十二兩川續斷十兩橘紅八兩煉蜜丸梧子
大空心白湯下忌食白萊菔牛肉牛乳○若在左者

屬血虛宜加當歸身熟地黃鹿角膠栢子仁（各觔許）杜仲（八兩酥炙）〇如火盛多痰脈經有熱者去人參加青蒿子鱉甲（各十二兩）如左右臂俱轉掉不便者亦用此方

王宇泰治臧位宇氣虛痰多脾胃有濕晚年半身不遂神效

人參（一觔）半夏麴（二觔薑汁竹瀝製）白朮（半觔）牛膝（一觔）天門冬（一觔）懷生地（一觔）用長流水煎成膏再入鹿角膠（一觔）虎骨膠（一觔）霞天膏（一觔）河間府梨膏（一觔）煉蜜（二觔）各製膏和勻重湯煮一日夜出火氣每空心臨卧取半酒杯以竹瀝梨汁各二杯人乳桑瀝各一杯和勻重湯頓熱調服

先醒齋筆記

寒暑

時氣傷寒　除陰症不可服

苦參一兩 水酒各一碗煎八分重者水醋各半服之一汗而愈不論傷寒久近立効本草云天行尤良

史鶴亭太史丁亥春患瘟疫頭疼身熱口渴吐白沫晝夜不休醫師誤謂太史初罷官歸妄投解鬱行氣藥不効又投以四物湯益甚諸醫謝去謂公必死遣使迎仲淳至病二十餘日矣家人具以前方告仲淳曰誤也瘟疫者非時不正傷寒之謂發于春故謂瘟

瘥不解表又不下使熱邪彌留腸胃間幸元氣未盡故不死亟索淡豆豉約二合許炒香麥門冬兩許知母數錢石膏兩許一劑大汗而解時大便尚未通太史問故仲淳曰昨汗如雨邪盡矣第久病津液未回故大便不通此腸胃燥非有邪也令日食甘蔗二三株兼多飲麥門冬湯不三日去燥糞六十餘塊而愈

章衡陽銓部患熱病病在陽明頭疼壯熱渴甚且嘔鼻乾燥不得眠胗其脉洪大而實仲淳故問醫師醫師曰陽明證也曰然問所投藥曰葛根湯仲淳曰非也曰葛根湯非陽明經藥乎曰陽明之藥表劑有二

一爲葛根湯一爲白虎湯不嘔吐而解表用葛根湯今吐甚是陽明之氣逆升也葛根升散故用之不宜白虎湯便石膏知母甘草加麥門冬竹葉名竹葉石膏湯⑦石膏辛能解肌鎮墜能下胃家痰熱肌解熱散則不嘔⑧煩躁壯熱皆解矣遂用大劑竹葉石膏湯疏方與之⑨且戒其仲君曰虜⑩刖非六十萬人不可李信二十萬⑪則奔還矣臨別去囑曰斯時投藥五鼓瘥⑫天明投⑬藥朝餐療已而果然或謂嘔甚不用半夏何也仲淳曰半夏有三禁渴家汗家血家是也病人渴甚而⑭嘔是陽明熱邪熾盛劫其津液故渴邪火上升

故嘔半夏辛苦溫而燥有毒定非所宜又疑其不用甘草何也曰嘔家忌甘仲景法也

嘉靖⑮之隣人賣腐者傷寒發嗽兩日夜不省人事其子乞方仲淳問曰汝父當時曾頭疼身熱乎曰然曰曾服汗藥乎曰未也曾吐下乎曰未也仲淳因索傷寒書檢之其方類用乾薑桂丁香及附子等溫熱之藥未條併載白虎湯一方仲淳思之曰傷寒頭疼身熱口渴本屬陽明熱邪傳裏故身涼發嗽未經汗吐下邪何從而出第其人年老多作勞故于白虎湯中加參三錢二劑立起

于潤父夫人娠九月患傷寒陽明證頭疼壯熱渴甚舌上黑胎有刺勢甚危仲淳投竹葉石膏湯索白藥子（醫馬病者）不得即以井底泥⑯塗臍上乾則易之一日夜盡石膏十五兩五錢病瘳越六日產一女母子全無恙

存之一家人婦傷寒來乞方仲淳已疏方與之矣見其人少年問曰若曾病此乎曰然曰愈幾日而妻病曰八九日曰曾有房慾否曰無之仲淳故曰若有房慾此方能殺人也其人即置方不取遂以裩襠雄鼠糞麥冬韭白柴胡二劑勢定更用竹皮湯二三劑全

愈

姚平子傷寒頭疼身熱舌上胎胸鬲飽悶三四日熱不解奄奄氣似不屬者一醫以其體素弱病久虛甚意欲投參少許仲淳叱曰參一片入口死矣亟以大黄一兩瓜蔞二枚連子切片黄連枳實下之主人驚疑不得已減大黄之半二劑便通熱立解遂愈

張太學璇浦內人患熱入血室發狂欲殺人白下醫以傷寒治之煎藥未服陳錫玄邀仲淳往診仲淳云誤矣⑰覆其藥投一劑而安先與童便繼與凉血行血安心神藥遂定

翁文學具茨感冒壯熱舌生黑胎煩渴勢甚劇時稱勲諸昆仲環視撫涕群醫束手仲淳以大劑白虎湯一劑立甦或問仲淳治傷寒有秘方乎仲淳云熟讀仲景書即秘法也白虎湯中曾加人參三錢

一奴傷寒熱解後復下血不止主人以痢藥投之更甚仲淳云此傷寒失汗之餘症也用地榆麥門冬知母竹葉以代仲景諸血證藥遂愈

常熟吳見吳在京邸時有小青衣患傷寒愈而復復而愈愈而再復不知其幾趙文肅公謂仲淳曰此非兒不能救他人亦不肯往仲淳亟馳診之病人面色

黄白六脉微弱大便不通胸中不快亦不思食曰此爲傷寒百合壞證之餘邪且退矣胸中不快虛而氣壅非實邪也不大便者久病津液枯氣弱不能送也投以人參五錢麥門冬兩許枳殼炒八錢盡劑立解而瘥

梁谿一男子素虛春中感冒頭痛肌痛發熱羌活二錢麥門冬二錢炙甘草一錢紫蘇一錢五分北細辛七分前胡一錢五分次日頭痛止熱未退口渴仲淳用芍藥五味子人曰風邪未退遽用酸斂何也曰因人而施爾一杯即愈麥門冬三錢甘草一錢括蔞根二錢五分乾葛一錢五分桑白皮三錢桔梗一錢白芍藥一錢五味子五分

從祖近湖公少年因房勞食犬肉傷寒諸醫以其虛也攻補兼施至發狂登屋奔走呼號日夜令壯夫看守者幾月餘急走使延朱遠齋遠齋先命煎人參膏二觔以待用潤字號丸藥數錢下之去黑糞無算⑱勢遂定奄奄一息⑲瀕于死矣徐以參膏灌之至百二十日全瘳

傷風咳嗽噙化丸　有患久嗽者數丸而愈

真龍腦薄荷葉三兩五錢　生乾葛六錢　百部酒浸去心三兩五錢　麥門冬去心一兩　天門冬去心一兩　桑白皮蜜炙二兩　枇杷葉蜜炙二兩　蘇子略炒一兩　貝母去心一兩　桔梗米泔浸蒸去蘆六錢　甘草蜜炙六錢　天花粉一兩

二百七十四

玄參一兩　北五味五錢蜜蒸　極細末煉蜜丸如彈子大不時
噙化臨卧更佳　仲淳定

治傷風後耳聾　仲淳定

甘菊花二錢　石菖蒲一錢忌鐵　柴胡六分　括蔞根二錢　貝母二錢去心
前胡一錢　甘草六分　北細辛四分　蘇梗一錢　桑白皮二錢忌鐵　加竹
瀝一杯不拘時服

治傷暑

高存之次郎竟時夏月身熱十晝夜止飲白湯諸醫
汗之不解以麻仁丸下之熱如故皇急中仲淳忽至
胗曰此傷暑也白虎湯是其本方因誤汗下虛甚加

人參錢三一劑微汗瞑眩少頃熱解更服一方防其瘧
痢仍用人參二錢兼健脾清暑導滯之劑未幾瘧作如
方飲之瘧止痢又作存之不得已于生脉散中加益
元散飲之兒尪羸甚諸醫曰數日後死矣舉家惶急
襍禱紛紜仲淳復自松陵來存之語之故仲淳曰生
脉益元散得之矣不胗而諦視兒悶瘵甚否曰甚大
呼曰病去矣存之且喜且訝兒旦夕虞不保兒言何
易也仲淳曰視兒目光烱烱且飲食味甘是精神已
王胃氣轉矣蒔果脫然起
臧玉涵子歲半盛夏咳嗽七日因浴受驚又傷食大

 一 三百九八

熱倦頓三日不敢與藥目騣唇齏舌乾謀之仲淳曰此暑病也當與白虎湯王涵曰腹瀉石膏無害乎曰先以天水散⑳探之服二錢少頃藥夾痰而吐微汗身涼黄昏復熱又與天水散二錢不効仲淳曰其爲暑症無疑當以白虎湯加人參因見患師熱且止仲淳再胗之曰暑邪客于皮膚分肉有熱無寒是爲癉瘧斷當用白虎湯速服二劑不効鼻露眼開口不納氣勢甚危叩仲淳曰此正氣不足勝邪也偶思刺瘧論有云凡瘧先時一食頃乃可治過時則失之也又云無刺熇熇㉑之熱無刺渾渾之脉無刺漉漉之汗意者

服藥不得時耶將前藥分作兩煎露一宿雞鳴温服之病頓失更不須調理精神漸復經年無病以此知仲淳察病望氣靈心慧眼又知服藥貴及時當早服晚投當晚服早投當熱而温當温而熱均失之也　此王涵自定案

傷暑霍亂神方　包瑞溪學憲傳仲淳累驗

絲瓜葉一片　白霜梅肉一枚　并核中仁同研極爛新汲水調服入口立瘥

又方　馬銘鞠傳

用粟米連殻搗碎煎湯温服下口立愈屢試神效

又方　梁谿顧聖符傳

取稨荳葉搗汁一碗飲之立愈

又方

高存之家僕婦患此仲淳以砂仁一兩炒研鹽一撮沸湯調

冷定服一劑愈傷冷物者加吳茱萸四錢

又方

川青蒿嫩葉手揉如豆大井水吞下數枚立愈

治中暑昏眩煩悶欲死

挖地深尺餘取黃土以新汲水調化飲一二甌立愈

又方

取田中泥漿塗臍上令壯者溺其上弁溺口中得咽
立起

治中暑大小便不通
用田螺三枚搗爛入青鹽三分攤成膏貼在臍下一
寸即愈

瘧

如發熱口渴先服此方一二劑
麥門冬五錢 知母蜜炙二錢五分 硬石膏研細五錢 竹葉三十片 粳米
一撮 煎八分不拘時服

治熱多作吐頭痛口渴無汗或汗少

白茯苓三錢 橘紅二錢 山查肉二錢 竹茹二錢 知母蜜炙二錢 麥門冬四錢 硬石膏研細五錢

治寒多熱少無汗

乾葛一錢生用 柴胡一錢五分 廣皮 吳茱萸 白术土炒各三錢 ○如吐嘔而寒甚者此方去柴胡當歸加人參一錢 半夏薑汁炒一錢 ○如瀉去當歸加茯苓二錢 ○如有食脾胃不健第二方去當歸加白荳蔻末七分 ○如寒熱相半及先寒後熱者第二方加黃芩一錢 ○如汗多加白芍藥酒炒三錢 黃耆蜜炙三錢 去柴胡 ○如傷食必惡食第二方加山查五錢 白荳蔻末七分 神麴炒二錢 厚朴薑汁炒一錢 ○如渴甚

者不可用半夏當用第一方加天花粉二錢倍用麥門冬知母須三四劑方可換健脾胃藥或兼用健脾胃藥如白茯苓白朮陳皮白芍藥人參白豆蔻山查等劑是也○如虛甚只用第二方加人參五錢生薑五片○如寒熱俱甚久不止者前方中去白朮乾薑加鱉甲醋炙研極細二錢地骨皮二錢麥門冬錢五牛膝錢五

太陽經瘧頭痛遍身骨痛項脊覺強主方加渴

則兼陽明矣

羌活二錢此係太陽主藥前胡一錢五分猪苓一錢澤瀉炒一錢陳皮二錢

○惡寒加薑皮甚則加桂枝○渴則加乾葛○渴甚

汗多加麥門冬、知母、竹葉、白术○久病用黄耆○虚甚加人參

治秋深寒熱甚而汗多者

人參白虎湯中加桂枝素有血證及咳嗽者勿用參桂

陽明經瘧熱甚渴甚煩躁惡人聲惡心不眠乜

方

硬石膏細研　麥門冬各五錢加至一兩五錢　知母去皮蜜炙三錢加至一兩　竹葉四十片加至一百片　粳米一撮　水三大碗煎一碗不拘時服○

如瘧初發汗未透本方加乾葛三錢○痰多本方加

括蔞根三錢橘紅三錢竹瀝一杯〇如嘔本方去竹葉換竹茹三錢橘紅三錢〇汗多本方去乾葛加人參三錢虛倍之元氣白朮三錢〇如兼惡寒甚指爪色黯本方加桂枝一錢五分〇頭痛骨痛又兼前症此太陽陽明也本方加羌活二錢〇如在秋末冬初又兼惡寒加桂枝一錢每日下午別服開胃健脾消食消痰兼除寒熱瘧邪藥一劑方具于後

麥門冬五錢鱉甲三錢加至一兩廣橘紅人參各三錢加至五錢素有肺火者勿用白荳蔻仁四分加至七分白茯苓二錢烏梅肉一枚白朮二錢加至四錢胃熱及肺火咳嗽勿用牛膝酒洗二錢加至八錢水三鍾煎一鍾研入

先醒斋笔记

白荳蔻末乘熱服○如熱甚而嘔加木瓜三錢枇杷葉三大片竹茹二錢○如虛寒胃弱有痰有濕因而嘔者加半夏礬湯泡一錢加至三錢薑汁十匙加至半杯渴而便燥者勿用

少陽經瘧往來寒熱相等口苦而嘔或兼耳聾脅痛主方

小柴胡湯柴胡黃芩半夏甘草人參鱉甲三錢至七錢牛膝橘紅各三錢至五錢○如惡食本方加枳實炒一錢白荳蔻五分○如有肺火本方去人參半夏加麥門冬五錢牛膝鱉甲橘紅如故○如爪顯便燥及痰感方中去半夏加當歸三錢竹瀝一大杯○惡寒甚本方加桂枝一錢至二

錢生薑皮一錢三錢至〇如兼陽明渴欲引飲此少陽陽明也本方去半夏加石膏八錢麥門冬五錢竹葉三十片每日下午別服開胃健脾消食消痰兼除寒熱瘧邪等藥劑如前方

太陰脾瘧寒從中起寒甚而後熱嘔甚嘔已乃哀主方

桂枝二錢人參三錢白芍藥酒炒三錢薑皮三錢水二鍾煎一鍾空心饑時各一服再煎五六分下午別服開胃健脾消食消痰兼除寒熱瘧邪藥如前方

少陰經瘧惡寒心煩而渴小便艱澀無汗躁欲

先醒齋筆記

去衣或手足冷或欲飲水或咽痛主方

鱉甲牛膝（各三錢至七錢）知母（二錢至五錢）桂枝（一錢至二錢）細辛（五分）橘紅（三錢）白茯苓（三錢）猪苓（一錢）澤瀉（一錢）人參（三錢有肺火勿用）薑皮（一錢至三錢）水二鍾煎八分空腹饑時各一服○如寒甚倍人參薑皮○如熱甚倍鱉甲牛膝加烏梅肉有痰加竹瀝下午別服開胃健脾消食消痰除寒熱藥大畧如前方

厥陰經瘧色蒼蒼然善太息不樂主方

桂枝（一錢至三錢）柴胡（一錢至三錢）鱉甲（二錢至四錢）當歸（三錢至五錢）橘紅（二錢至三錢）牛膝（二錢至五錢）何首烏（五錢）水三碗煎一碗

空心饑時服○便燥及昏暈欲死本方加麥門冬竹瀝下午別服開胃健脾消食消痰除熱藥如前方○如有肺火及內熱去桂枝加知母三錢

治陽分間日瘧寒熱俱甚煩躁舌胎

硬石膏三兩知母五錢麥門冬一兩五錢竹葉一百片括蔞根六錢貝母五錢廣陳皮三錢發日加人參五錢有肺熱者勿用薑皮一錢隔夜煎成露一宿五更服

治隔一日一發先熱後寒熱少寒多午時發頭疼筋骨痛脣燥口乾惡心無汗後半夜京天明頭痛止

先醒齋筆記

羌活二錢頭不疼即去之 乾葛二錢五分 陳皮三錢 麥門冬五錢 知母二錢
生薑皮二錢 炙甘草五分 何首烏五錢 水二鍾煎八分露一
宿天明溫服

治胎前瘧熱多口渴方

黄芩酒炒二錢 柴胡一錢 硬石膏五錢至一兩 麥門冬去心五錢至一兩
知母去皮忌鐵二錢至四五錢 廣橘紅二錢至三錢 白茯苓三錢 竹葉
五十片至一百片 ○胃虚加人參二錢至三五錢 河水二碗煎八分
機時服發日五更溫服滓再煎六分分進○如熱甚
寒亦甚本方加生薑皮二錢至四錢 白术三錢

治胎前瘧寒甚不渴少汗方

人參生薑皮各五錢至一兩 廣橘紅去白二錢至四錢 河水二碗煎八分五更溫服再煎五六分并進寒甚者陽氣虛而下陷也益陽氣則寒自止邪自散矣故應多服人參如汗多并加黃耆五六錢

治產後瘧主方

當歸三錢至五錢 柴胡一錢 鱉甲四錢至七錢 牛膝一兩 白茯苓三錢 廣橘紅三錢 生薑皮一錢至二錢 乾薑炒黑四分至六七分 水二鍾煎八分㉒露一宿五更溫服○如渴加麥門冬六錢 竹葉十五片 青蒿三五錢 去生薑皮乾薑○如渴甚更加知母三錢 括蔞根三錢○痰多并加貝母四錢○如脾胃弱加人參三錢至一兩 元

氣虛亦如之○有膈熱者去人參加白芍藥四錢○如汗多加黃耆三錢至五錢○寒甚加桂枝七分至一錢二分乾薑炒黑七分○如惡露未盡亦如之弁加益母草五錢黑荳一兩炒蘇木五錢打碎別以綿裹入藥煎熱多加青蒿三四錢

治三日瘧寒多

當歸酒洗二錢五分　桂枝一錢五分　乾薑二錢　廣陳皮五錢　何首烏洗淨切片五錢　人參三錢至一兩

治三日瘧寒熱俱甚或早晏不齊作止不一

鱉甲　牛膝　何首烏　廣橘紅　麥門冬各五錢　知母三錢　桂枝一錢五分　薑皮三錢無汗倍之　烏梅一枚　乾葛三錢汗多或嘔去之

無汗倍之水三鍾煎一鍾露一宿發日五更溫服渣再煎七分餘日空心饑時服○如渴加石膏一兩竹葉五十片渴止去之○氣虛加人參五錢○如汗多加黃耆三錢兼便燥加歸身五錢○不思食及食難化加人參五錢白豈蔻仁七分厚朴一錢五分○如泄去石膏知母竹葉倍白术加茯苓三錢車前子二錢肉豆蔻一錢澤瀉一錢○痰多加竹瀝一大杯

治三日瘧熱多渴甚

鱉甲　牛膝　何首烏　麥門冬各五錢　知母四錢　橘紅五錢　石膏八錢　竹葉三十片　水三大碗煎一碗露一宿發日

五更溫服○如惡食加青皮醋炒一錢五分白豆蔻仁七分○無汗或有汗而少加乾葛四錢○汗多本方加人參白朮氣虛倍加人參○如嘔本方加竹茹烏梅○便燥加當歸○得汗滿止去石膏乾葛下午別服開胃健脾消食消痰藥如前法

治三日瘧寒多熱少汗少或無汗

人參　白朮各五錢至一兩　橘紅四錢至六錢　桂枝二錢至三錢　薑皮五錢至一兩　白豆蔻仁七分　水三碗煎一碗露一宿發日五更溫服渣再煎七分連進不拘時空心饑時服

治三日瘧陰分　黃氏姑服之立起

何首烏二兩 牛膝一兩 當歸五錢 鱉甲一兩醋炙 廣橘紅三錢 水三鍾煎一鍾空心服立愈虛極者加人參一兩

治三日瘧

人參一兩 生薑皮五錢 水二鍾煎八分空心服○于中父病瘧初服此不效仲淳堅持此方加參至三兩生薑皮至一兩五錢二服即起

治瘧邪未盡而痢作者先服此方二三劑

鱉甲三錢 廣陳皮去白三錢 白茯苓三錢 柴胡一錢 白芍藥三錢 乾葛一錢○如惡寒寒熱交作加柴胡二錢 生薑皮一錢○如渴去薑皮加寒水石七錢 滑石四錢○如無汗加乾葛二錢

至三四錢可服參者加參三錢

次服方 服之滯下必止

乾葛一錢五分　升麻醋炒七分　蓮肉去心四十粒炒　炙甘草一錢　烏梅肉二枚　廣橘紅二錢　白扁豆炒二錢　鱉甲二錢　白茯苓一錢　白芍藥酒炒三錢　黃芩酒炒一錢五分　川黃連土炒一錢加至三錢　河水一鍾半煎八分，調水飛過滑石末四錢，吞滯下丸一二三服，送以葛根湯或蓮子湯亦佳○如腹痛以炒砂仁三四錢濃湯吞滯下丸

治久瘧不已似勞證

當歸酒洗五錢　牛膝酒浸五錢　鱉甲醋炙三錢　何首烏白者五錢　（米泔浸）　廣橘紅

三錢 生薑皮二錢五分 柴胡一錢五分已上二味熱多有汗則去之 貝母三錢 水

三鍾煎一鍾加竹瀝一大杯發日五更時服隔夜先

煎露一宿臨服時再重湯頓溫 蓋瘧者暑氣爲病

也暑得露即解世鮮知者

防瘧方夏秋不輟必無瘧矣

何首烏十二兩 眞茅山蒼朮十兩 半夏六兩 橘紅八兩 人參四兩

白茯苓八兩 藿香葉三兩 白豆蔻仁一兩五錢 爲細末米粉糊

加薑汁丸如菉豆大每五錢下午及臨臥白湯吞

仲淳年十七時爲瘧所苦凡湯液丸飲巫祝靡不備

嘗終無救于病徧檢方書遍知瘧之爲病暑邪所致

也經曰夏傷于暑秋必痎瘧遂從暑治不旬日瘳後數以意消息散邪之外專養胃氣痰多者消痰氣虛者補氣血虛者益血又分臟腑經絡各從其類以施向導即經年不愈者竟霍然起矣

沈少卿中丞請告時苦瘧仲淳往診之瘧甚曰再一發死矣先生何方立止之仲淳曰何言之易也疏三方作五劑一日夜飲盡次早瘧止先二劑清暑用大劑竹葉石膏湯加桂枝以其渴而多汗也次二劑健脾去積滯用橘紅白豆蔻白术茯苓穀蘖烏梅白扁豆山查麥芽最後一劑人參一兩生薑皮一兩水煎露一

宿五更溫服盡劑而効

顧伯欽患瘧仲淳之門人疏方以白虎湯加人參一兩一庸工云豈有用參至兩數者乎改用清脾飲二十餘劑而瘧不止體尩弱仲淳至咲曰此虛甚非參不可吾徒不謬也投以大劑參芪一劑而瘥

人參一兩 黄耆一兩蜜炙 知母五錢蜜炙 陳皮二錢 乾葛二錢 甘草八分 石膏五錢

存之甥女嫁後患胎瘧久不止仲淳云病在陰分以人參五錢 牛膝一兩 兼健脾清暑一劑而止

章衡陽子室患瘧後失音寒熱愈甚告急仲淳仲淳

云此必瘧特不遇明眼人妄投半夏故也投以大劑

麥門冬　白茯苓　炙甘草　鱉甲　知母　貝母

數劑痊

治停食發瘧

梁溪王興甫偶食牛肉覺不快後遂發瘧飲食漸減至食不下咽已而水飲亦不下白湯過喉間嘔出作碧色藥不受小便一滴如赤茶大便閉諸醫束手仲淳忽至視之令仰卧以指按至心口下偏右大叫因詢得其由用丸藥一服至喉輒不嘔水道漸通次日下黑物數塊如鐵丸藥用礬紅和平胃散作末棗肉

和丸白湯下三錢其病如失再以人參五錢麥門冬五錢
橘紅三錢白芍藥三錢水煎服四日起

痢

滯下如金丸 滯下俗呼痢疾

眞川黃連眞薑汁浸隔土如法炒九次不拘觔兩細末薑汁和水跌丸如梧子大貯磁器中封固如胃弱以蓮子四十粒橘紅二錢人參二錢升麻醋炒七分煎湯呑四錢○腹痛以白芍藥二錢炙甘草一錢黃檗一錢升麻醋炒七分煎湯呑四錢已後各條加減皆以丸藥四錢爲率○裹急甚以白芍藥三錢炙甘草一錢當歸二錢升麻醋炒七分煎湯呑四錢○後重

甚加梹榔一錢五分枳殼一錢木香汁七匙調入○口渴調滑石末三錢去木香○小便赤澁短少或不利加滑石末三錢調入各症湯中吞藥○赤多加烏梅肉二錢山查肉三錢紅麯二錢○兼裡急用當歸等加入如前方○白多加吳茱萸湯泡一次七分黄芩酒炒一錢五分○惡心欲嘔即噤口痢多加人參石蓮肉綠色升麻醋炒可用至八分或一錢白藊豆炒三錢白芍藥酒炒三錢○久痢不止加肉豆蔻一錢蓮肉去心炒黄三錢砂仁炒一錢五分人參三錢白藊豆炒去殼二錢炙甘草一錢橘紅二錢白芍藥酒炒三錢白茯苓二錢細末煉蜜丸如梧子大每服三錢米湯下若積滯末盡加滑石末三錢每服

四錢白湯吞○水瀉無積滯者用人參橘紅炒砂仁湯吞三錢○凡治滯下非元氣壯實多噉能食之人愼勿輕用大黃巴豆牵牛等下藥○凡產後滯下積滯雖多腹痛雖極不可用大黃等藥行之致傷胃氣遂不可救但用人參白芍藥當歸紅麴升麻醋炒益母草加炙甘草一倍滑石末四五錢足矣○若惡露未盡兼用乳香沒藥各七分五厘炒砂仁末一錢久之自愈血虛可加阿膠二錢蛤粉炒○凡胎前滯下宜用黃芩黃連白芍藥炙甘草橘紅赤麴枳殼蓮肉炒畧用升麻末滿七月勿用滑石

護心奪命丹　治虛弱人患痢及痢久脾胃虛者

肉豆蔻一兩五錢　白芍藥酒炒六兩　炙甘草一兩　廣橘紅三兩　白藕荳炒三兩　滑石六兩　赤麯炒研四兩　蓮肉去心炒焦黃五兩　綠色升麻醋炒二兩五錢　川黃連切片拌好酒同吳茱萸浸二宿瓦上炒乾分開連萸各貯淨黃連三兩白痢加茱萸一兩　細末煉蜜丸如菉豆大每服三錢白湯吞〇如噤口痢弁虛弱人即以前方中去豆蔻另用人參三錢煎濃湯吞

又滯下丸

川黃連如法製一觔　滑石末八兩　檳榔四兩　炙甘草三兩　木香為末和木隅湯焙一兩五錢　枳殼炒五兩　白芍藥酒炒五兩　細末荷葉湯稍

加薑汁糊成丸如綠豆大每服三四錢烏梅湯吞下

若加吳茱萸白扁豆陳皮各三兩治白痢作四樣一

無木香一無檳榔枳殼一加當歸一加吳茱萸白扁

豆橘紅去檳榔枳殼○燥熱煩渴惡心者勿用木香

○元氣虛弱者勿用檳榔枳殼○積滯多而後重者

用檳榔枳殼○裏急色赤者用當歸推惡心嘔吐及

不思食者勿用○久痢加肉豆蔻

治血痢肩其湯液（仲淳適自句藉溪學屢試之神效）

白芍藥（酒炒五錢此一味仲淳加入者）　枳殼（槐花同炒去槐花五錢）　升麻（醋炒七分）

真川黃連（薑汁炒五錢）　滑石末（三錢）　乳香　沒藥（各七分五厘）　山

查肉三錢　甘草五分

治噤口痢神效

綠色升麻醋炒一錢　人參三錢　蓮肉去心炒焦黄三十枚　水一鍾煎半

鍾飲之蜜和爲丸更妙每四錢一服白湯吞

治久痢紅中兼有青色白痰間發熱

真川黄連槐花炒一錢五分　白芍藥酒炒二錢　廣陳皮三錢　人參一錢

蓮肉炒十二枚　肉豆蔻八分　炙甘草五分　山查肉二錢　綠升麻醋炒

五分　砂仁炒一錢　滑石末二錢五分　調服

治噤口痢吐不納藥者

人參一兩　川黄連薑汁製五錢　石蓮子炒去心五錢　水二鍾煎八

分小杯緩服之吐止痢亦止

大黃丸 痢初起壯實者可用 胃弱者禁施

川大黃切片蜜酒浸切片蒸熟一觔 白芍藥炒六兩 甘草炙三兩 檳榔四兩

木香切片不見火爲末二兩 枳殼炒四兩 細末煉蜜同水煎木香

和搗爲丸如菉豆大白茯苓湯吞三錢重者五錢以

行兩三次腹中爽快爲度胃氣虛極之人勿輕用之

積滯重而元氣虛者以人參湯吞 孕婦以人參縮

砂湯吞行後另用人參丸補之

予家夏秋患此甚衆輒依前方療之歲爲常弁以應

里中之索方者一一神驗黃聚川年兄太夫人年八

十餘偶患痢嘗隔服絕粒數日予以升麻人參黃連蓮肉方投之參至一兩諸子駭甚再問予予曰遲則不救矣一劑啜粥再劑腹中響一泄痢即止今年九十餘尚健也

陳赤石督學因校士過勞感暑遂滯下純血醫皆難之陳刺史曰此非繆仲淳莫能療也使者旁午得之吳門一日夜馳至武林仲淳胗得其所由遂用人參五錢 升麻七分 炙甘草一錢五分 烏梅二枚 紅麴一錢五分 川黃連三錢 白芍藥二錢 蓮肉四十粒 煎調滑石末五錢 二劑而愈督學曰痢止矣心搖搖不能閱卷奈何仲淳曰此勞心太

過暑因客之故爾加竹葉乾葛酸棗仁一劑遂平

姚公遠幼子病痢一醫誤下之遂下純血氣喘身熱不思食仲淳偶至亟以人參四錢五 石蓮子白芍藥升麻橘紅草石蠶白扁豆滑石末炙甘草投以一劑喘平血止又數劑痢止仲淳臨別囑公遠曰兒百日內不出痘則生以下多元氣未復故也未幾即痘果殤

家弟稚端幼病痢甚日夜數十次服數劑即愈

人參三錢 吳茱萸滾湯泡七次一錢 川黃連薑汁炒一錢 後二味飯鍋上蒸水煎至八分溫服如不受以藥一匙間米湯一匙漸漸飲之胃氣漸復如頭痛發熱煎方中加寒

水石六錢即硬石膏乾葛一錢別調六一散四錢冷水服

庚子秋華氏妹歸寧忽痢日夜幾百行身熱發嘔一嘔數十聲不絕吳醫爭欲下之且曰補即死矣時仲淳以先王母病留湖濱憐其促治後事甚亟曰既已如危何不以藥試之服如金丸因思飲予固守仲淳前方以人參五錢炒黄連　白藊荳　升麻　滑石　炙甘草　橘紅　再進如金丸二劑勢稍定更數服愈華水部至今感服

治濕熱腹痛

一少年貴介暑月出外飲食失宜兼以暑熱遂患滯

下途次無藥病偶自止歸家腹痛不已徧嘗諸醫之藥藥入口痛愈甚亦不思食仲淳視之曰此濕熱爾其父曰醫亦以濕熱治之而轉劇仲淳曰投何藥曰蒼朮黄連厚朴枳殼陳皮等仲淳曰誤也朮性温而燥善閉氣故滯下家忌之郎君陰虛人也尤非所宜更以滑石一兩爲細末以牡丹皮汁煮之別以白芍藥酒炒五錢炙甘草二錢炒黑乾薑五分水煎調滑石末服之須臾小便如注痛立止

秦公蕃病痢醫誤投澁劑一服痢止濕熱無自而出遍攻肢體骨節間以致項强目赤肩臂腕膝足脛俱

發腫痛甚不能轉側仲淳晰方寄之用白芍藥石斛牛膝木瓜黃蘗薏苡仁炙甘草車前子茯苓扁豆止尚不能轉側更用蒺藜菊花何首烏胡麻黃蘗炙甘草復逾年愈其始病時一醫稍投參术痛極欲死此係本症陰虛有火又加濕熱暑濕交攻故現此症名痢風陰虛火多故不受補又不宜燥惟微寒清平之劑調之久之自愈

已上瘧痢二門諸方皆仲淳斟酌所定因證加減與時消息可謂詳且盡矣然不盡用方書所載投之輒効百不爽一蓋獨開門戶者也

脾胃

黃病有積神方（一平頭試之神驗）

蒼术（炒） 厚朴（薑汁炒） 橘紅 甘草 山查肉 白茯苓 麥芽（各二兩） 檳榔（一兩） 綠礬（火煅研細一兩五錢）為末，棗肉丸如梧子大。每服一錢，白湯吞，日三服。凡服礬者忌食蕎麥、河豘，犯之即死。

治老人傷冷食及難化之物

生薑或紫蘇煎湯，置浴鍋內，令病者乘熱浸湯內，以熱手揉心胃脘腹，氣通食化矣。

又方

蘄艾灸胃脘并肚氣從口鼻出立愈

治胃脘痛屬火證者一女婦患此數十年一劑良已

橘紅　淡豆豉　山梔仁炒黑各三錢　生薑五片　枳殼一錢　水一鍾半煎七分服

又治胃脘痛　仲淳療瑀毋方

橘紅二錢　白豆蔻仁五分　香附童便炒研細三錢忌鐵　延胡索醋煮切片粗粒金黃色者良二錢五分　白芍藥酒炒四錢　甘草炙四分　白茯苓三錢　白木香五分磨汁入煎藥內　紫蘇子研二錢　紫蘇梗二錢　河水二鍾煎一鍾不拘時服白豆蔻仁口嚼之下藥

又方　口渴肩骨疼酸痛不能飲食者神效

眞紫蘇子（隔紙焙研細）　橘紅　白茯苓（各三錢）　竹茹（二錢）　白芍藥（酒炒四錢）　木瓜（忌鐵三錢）　石斛（酒蒸三錢）　酸棗仁（炒爆研四錢）　麥門冬（五錢）　甘草（五分）　白荳蔻仁（四分先研下）　饑時服

治胃中有痰欲吐　陳潛齋傳

廣橘紅　瓜蔞仁（各四兩）　薑汁竹瀝和丸梧子大食後服

治脾經痰飲五更咳嗽喉中如有物咽之不下服之甚驗　仲淳立

白茯苓（四兩）　蘇子（另研炒沉入藥同搗三兩）　白荳蔻仁（七錢）　貝母（去心三兩）

括蔞根三兩　薄荷葉一兩五錢　連翹三兩　硼砂另研如飛麪七錢　廣橘紅四兩　麥門冬三兩去心　猫兒殘葉六兩　山查肉三兩　麥芽炒取淨麪一兩五錢　神麯炒一兩五錢出峡江縣　霞天膏麯四兩　枇杷葉四兩　為極細末懷山藥粉糊和丸如麻子大白湯吞三四錢

治痰嗽吐不已胷鬲有冷物上塞飲熱湯稍下

橘紅　白茯苓　蘇子研細　瓜蔞仁蛤粉拌炒研細各三錢　半夏薑汁炒一錢　遠志去心甘草汁浸蒸一錢五分　白荳蔻仁五分　吳茱萸湯泡去梗一錢　河水二鍾半煎八分饑時服加薑汁五匙竹瀝一杯

化痰生津噙化丸　治膠痰不治陰虛痰火

五倍子揀粗大者安大鉢頭内用煮糯米粥湯浸盖好安静處七日後常看待發芽黄金色又出黑毛然後將箸試之若透内無硬即收入粗甆鉢中擂如醬連鉢日中晒至上皮乾了又擂勻又晒晒至可丸方丸彈子大晒乾收用其味甘酸能生津化痰

治痰

用樞㉔木葉搗煎湯不時呷漸漸痰少兼治膈氣嘔吐

趙太學文度頑痰積血仲淳以霞天膏加化痰消瘀之劑治之而愈

濕痺方　朱比部大復傳

真茅山蒼术十觔洗淨先以米泔浸三宿用蜜酒浸
一宿去皮用黑荳一層拌蒼术一層蒸二次再用蜜
酒蒸一次用河水砂鍋內熬濃汁去渣隔湯煮滴水
成珠為度每膏一觔和煉蜜一觔白湯調服
一老人專用此方八十餘身輕蹻捷甚于少年
蘄州何刺史年七十餘守桐川飲啗過少年叩其故
曰平生服蒼术丸每日數錢
真茅山蒼术四觔如法洗浸去皮切片以桑椹懷生
地何首烏各一觔熬濃汁至無味而止去渣濾清下
蒼术浸之晒乾復浸汁盡為度細末又以人乳拌勻

晒乾數次約重數兩煉蜜爲丸白湯或酒吞

治蠱脹由于脾虚有濕

黄司寇葵峰中年病蠱得此方乃眞茅山蒼朮末也每清晨米飲調三錢服不數月強健如故終身止服朮七十餘終少停疾作矣

又方

通血香一錢取小葫蘆一個不去子膜入香在内再入煮酒仍以所開之蓋合縫封之以酒入鍋懸葫蘆酒中挨定不可傾側蓋鍋密煮以三炷線香爲率煮時其香透達墻屋外煮完取葫蘆内子膜并藥烘乾共

爲細末每服一錢空心酒送下間五日服一錢服盡葫蘆內藥約有五六錢之數病已釋然矣通血香陝西羊羢客人帶來蘇杭有

又方

徐文江夫人病蠱脹張漣水治之百藥不効張曰計窮矣記昔年西山有一嫗患此意其必死後過復見之云遇一方上人得生徐如言訪嫗果在也問其方以陳葫蘆一枚去頂入酒以竹筋鬆其子仍用頂封固重湯煮數沸去子飲酒盡一吐幾死吐後腹漸寬調理漸愈蓋元氣有餘而有痰飲者也若腎虛脾弱

者宜用金匱腎氣丸十全大補湯去當歸加車前子
肉桂
沈孝通觀察中年無子患中滿蠱脹勢孔㉖棘靜養郭
外小園中翛然㉗獨坐獨宿食淡者五年歸脾湯六味
地黄丸朝暮間服不輟連舉二子
脾腎雙補丸　仲淳定治腎泄虛而有火者火
盛肺熱者去人參肉荳蔻
菟絲子末十兩　蓮肉去心炒黃十二兩　五味子蜜蒸十二兩　山茱萸揀鮮紅肉厚者去核十兩　眞懷山藥炒黃八兩　車前子三兩五錢　肉豆蔻三兩
砂仁炒一兩五錢　橘紅一兩五錢　芡實粉炒黃八兩　人參六兩　細末煉

先醒斋笔记

蜜丸如菉豆大每四錢空心及饑時服米飲或白湯吞如虛寒腎泄前方加補骨脂圓而黑色者佳鹽水拌炒研末一觔吳茱萸六兩去梗巴戟天六兩甘草汁煮去骨肉豆蔻再加三兩砂仁加一兩五錢丸服如前忌羊肉羊血甘草

梁溪一女人姉素患內熱每食腸鳴清晨大瀉泄脾腎雙補丸內去肉豆蔻以白芍藥代之外加白扁荳十二兩立愈

孫俠居比部病腹中若有癥瘕不食不眠煩懣身熱仲淳投以人參芍藥茯苓麥門冬木通棗仁石斛方用其史鶴亭太史至見方中有大劑人參駭曰向因

後參至劇此得無謬乎仲淳曰病勢先後不同當時邪未退滯未消故不宜今病久飽脹煩悶者氣不歸元也不食者脾元虛也不眠而煩者內熱津液少也今宜亟用此藥矣四劑而瘳後復病仲淳診之曰此陰虛也非前證矣更以麥門冬白芍藥甘枸杞五味子生地黃車前子而熱遂退

無錫秦公安患中氣虛不能食食亦難化時作泄胸膈不寬一醫誤投枳殼青皮等破氣藥下利完穀不化面色黯白仲淳用人參四錢白术二錢橘紅錢許乾薑七分炮甘草炙一錢大棗肉豈蔻四五劑漸愈後加參至兩

許全愈逾三年病寒熱不思食他醫以前病因參得愈仍投以參病轉劇仲淳至曰此陰虛也不宜參乃用麥門冬五味子牛膝枸杞芍藥茯苓石斛酸棗仁鱉甲等十餘劑愈

治腹痛作泄予患腹痛泄月半餘慶仲淳以一劑止之

人參一錢五分 蒼朮米泔浸炒三錢 黃連薑汁炒三次一錢 北五味蜜蒸一錢 橘紅一錢五分 肉豆蔻 吳茱萸湯泡 白茯苓各一錢 藿香五分

治大便不通 張選卿屢驗

硃砂研如飛麪五錢 真蘆薈研細七錢 滴好酒少許和丸毎服一錢二分好酒吞朝服暮通暮服朝通須天晴時修合

唐震山年七十餘大便燥結胸中作悶仲淳曰此血液枯槁之候用大肉蓯蓉（兩白酒浸洗去鱗甲切片）白酒三碗煎一碗頓飲飲竟大便通胸中快然偶一醫問疾曰此劫藥也當調補脾胃爲主易以白术厚朴茯苓陳皮病如故唐翁曰誤矣仍飲前藥立解高存之聞而叩其故仲淳曰肉蓯蓉峻補精血驟用之反動大便藥性載甚明也

雲間康孟脩患寒熱不食久之勢甚危以治寒熱劑投不應徧檢方書與王宇泰議投五飲九立瘥蓋飲證原有作寒熱之條故治飲病自去矣

顧奉常務遠目黃脾氣弱仲淳疏方用
山茵陳（三錢）人參（三錢）茯苓（二錢）薏仁（三錢）蓮肉（三錢，焙）木通（八分）
黃連（一錢，酒炒）山梔（八分，炒）白术（一錢，土炒）石斛（三錢，酒蒸）皆治疸之劑以事冗未服既而身目皆黃小便亦赤乃服仲淳先見飲前藥稍愈一按摩者投以草汁藥酒脾敗遂不起臨沒下瘀血數升亦蓄血證也以其年邁不絕慾故爾

施靈脩乃兄七年前曾患疸症服草藥愈後復發坐多氣多勞故草藥不効服田螺發脹一日夜大作寒熱因發渴小便如油眼目黃且赤手足黃紫仲淳以

閉血絲㉘ 黃服後藥大小便通黃及渴俱減

橘紅二錢五分 紅麴炒研二錢 山查肉五錢 鬱金汁十五匙 薏苡六錢

木瓜忌鐵三錢 牛膝去蘆酒蒸九錢五分 麥門冬去心五錢 車前子二錢五分

赤茯苓二錢㉙ 川通草五分 白芍藥酒炒四錢 竹茹二錢 河水二鍾

煎八分㉚ 饑時服三川後加人參二錢

治泄瀉病在陽明胃太陰脾經者

白茯苓三錢 白朮炒二錢 陳皮一錢 炙甘草一錢 車前子炒三錢

升麻五分 乾葛一錢 薑三片 大砂仁炒一錢 川黃連一錢五分薑汁炒無

濕熱者去之 河水二鍾加棗肉二枚饑時服

神効沉香丸又名聚寶丹

真沉香二錢　真麝香八分　血竭一錢五分　乳香一錢五分　宿砂仁一錢
木香一錢　玄胡索一錢　沒藥五分　細末糯米糊丸如彈子大
用辰砂一錢五分為衣　治男子翻胃嘔吐飲食不通此是
因脾湊痰結阻諸藥無効處試輒驗燒酒磨服男婦
腹痛若氣作痛產後血氣攻心用陳酒磨服如熱氣
痛發渴瀉噦下小兒天吊作痛呀㉛吐不已發渴膨脹

先醒齋筆記

虛弱

天王補心丹　陳練塘先生得自靈洞中

寧心保神益氣固精壯力强志令人不忘清三焦化痰涎去煩熱除驚悸療咽乾養育心神

人參　懷山藥堅白者　麥門冬去心　當歸身酒洗各一兩　懷生地　天門冬去心各一兩三錢三分　丹參去黃皮八錢　白部去蘆上　白茯神去粗皮堅白者良　石菖蒲去毛　柏子仁去油者佳另研　甘草長流水潤炙　北五味去梗者　杜仲以上七味各六錢六分　遠志三錢三分　白茯苓一兩五錢四分　净末煉蜜丸如彈重一錢硃砂一兩研極細為

外醫[illegible]筆記　三十六

衣食遠臨卧時俟化後飲燈心湯一小杯

加味六味地黃丸（滋陰固精明目不寒不熱和平之劑久服延年）

懷生地（八兩加法製）懷山藥（四兩）白茯苓（堅白者四兩人乳拌晒乾又拌多次[illegible]）山茱萸（去核四兩）牡丹皮（三兩）麥門冬（去心六兩）澤瀉（原方三兩目疾減半）甘菊花（苦者不用六兩）真甘枸杞（去蒂六兩）北五味（去枯者六兩）細末蜜丸如梧子大空心淡鹽湯服四錢

又方加白蒺藜（炒去刺五兩）

治目疾久不愈

天王補心丸臨卧服加味六味地黃丸空心服虛甚者地黃丸加紫河車一具酒洗極净磁罐內酒煮極

爛搗如泥或焙乾爲末　二方朝夕並進久久自効

世醫治目多補腎不知補心心君火也

治虛眼痛

枸杞子　生地　麥門冬各三錢　龍膽草一錢下焦無濕熱者勿用

水二鍾煎七分半饑溫服如脚氣不佳加白豆蔻末五六分

治肝腎二經目疾　從父病後眼花服此立愈

真甘枸杞一觔去蒂　真懷生地黃一觔極肥大者酒洗淨　河水砂鍋

內熬膏以無味爲度去渣再湯煮滴水成珠便成膏

也每膏一觔入煉蜜六兩空心白湯化下

又丸方仲淳立

真甘枸杞一觔　甘菊花去蒂一觔　白蒺藜炒去刺一觔　細末煉蜜丸梧子大每四五錢空心白湯吞入地黃觔許更妙

黃學諭潛白患風淚眼每出則流淚盈頰仲淳疏一方寄之穀精草爲君蒺藜甘枸杞之屬佐之羊肝爲丸不終劑愈

治不眠以清心火爲第一義

麥門冬五錢　茯神　丹參　沙參各三錢　竹茹二錢　炙甘草一錢　竹葉六十片　石斛酒蒸三錢　遠志一錢　生地四錢　棗仁炒五錢　五味子八分　有痰者加竹瀝

烏鬚明目丸脾胃不佳者去槐角子仲淳立

女貞實酒拌九蒸九晒淨末一斤　甘菊花十二兩　何首烏赤白各半淨二斤如法蒸晒　桑葉一斤　牛膝酒蒸一斤　懷生地酒洗淨二斤　甘枸杞去枯者一斤半　乳拌茯苓酥一斤　麥門冬去心一斤半　槐角子十兩　蒼朮蜜酒拌蒸晒十一兩　人參一斤人乳拌晒乾　山茱萸肉酒蒸十二兩　烏飯子之黑者取汁熬膏每斤加煉蜜半斤丸如梧子大每日三服服五錢白湯吞忌白萊菔牛肉牛乳蒜桃李雀蛤

補心腎久服輕身延年　仲淳定有熱人宜之

頭桑葉九蒸九晒一斤　黑芝麻九蒸九晒一斤　甘菊花去蒂八兩　何首烏

一兩甘枸杞一兩白蒺藜炒去刺另末一兩女貞實酒拌九蒸九晒一兩細
末煉蜜丸梧子大白湯或酒服
補虛丸方　許節如文傳服之有奇驗
桔花子仁一兩補骨脂四兩白茯苓二兩淡藥二兩煉蜜丸如
梧子空心淡鹽湯服
凉血去濕補陰益氣丸方服之甚驗　仲淳立
真茅山蒼朮二兩懷生地酒洗一兩甘菊花一兩車前子米泔浸八
兩人參八兩牛膝八兩白茯苓八兩人乳拌精粉至一兩天門冬熬膏
和丸
治虛勞陰虛精不足

白茯苓四觔一觔拌人乳晒至一觔半另將童便重湯頓温取壯盛女子月經布一二個洗入便內拌入茯苓粉晒乾將茯苓粉再磨加鹿角膠四兩酒化同煉蜜丸如梧子大空心服白湯吞三錢服久痰從大便出

又方前方

加熟地黃半觔 蒼术八兩 鹿角膠四兩 黃蘗四兩 菟絲子半觔 砂仁二兩

養陰凉血補心滋腎丸予長兒久服此神驗

麥門冬六兩 鱉甲四兩 五味子六兩 懷生地黃八兩 山茱萸四兩

牡丹皮三兩 白茯苓三兩拌人乳晒至六兩 天門冬四兩 杜仲去皮切片

酥炙四兩黄檗四兩砂仁二兩甘草一兩懷山藥四兩栢子仁揀淨八兩
酒蒸另研細如泥車前子三兩菟絲子淨末八兩枸杞子去枯者八兩遠
志肉三兩牛膝四兩煉蜜爲丸空心白湯服五錢仲淳定
集靈膏出内府補心腎益氣血延年益壽
人參　枸杞　牛膝酒蒸天門冬去心麥門冬去心懷生地
黄　懷熟地黄七味各一斤河水砂鍋熬膏如法加煉蜜
白湯或酒調服
通真延齡丹
五味子三觔山茱萸二觔菟絲子二觔砂仁一觔車前子一觔巴
戟天一觔甘菊花二觔枸杞子三觔生地黄三觔熟地黄二觔狗

腎四觔懷山藥二觔天門冬一觔麥門冬三觔栢子仁二觔鹿角霜二觔鹿角膠四觔人參二觔黄蘗一觔半杜仲一觔半肉蓯蓉三觔覆盆子一觔淩食子一觔紫河車十具何首烏四觔牛膝二觔補骨脂一觔胡桃肉二觔鹿茸一觔沙苑蒺藜四觔二觔炒磨入藥二觔磨粉打糊為末同栢子仁胡桃肉泥蒺藜糊酒化鹿角膠煉蜜和丸如梧子大每服五錢空心饑時各一服龍眼湯呑有火者不可服

壽遺封髓丹

黄蘗去皮蜜炙半觔砂仁四兩最後炒入藥末中甘草二兩山藥糊為丸

加遠志肉甘草汁煮去骨二兩猪苓一兩白茯苓一兩五錢蓮鬚二兩山

茱萸三兩 北五味去枯者一兩五錢 名大封髓丹出醫壘元戎

仲淳屢用之驗

種子方 鴻二兄傳自高中白

沙苑蒺藜八兩細者四兩爲末粗者四兩熬膏 川續斷酒蒸二兩 菟絲子三兩煮三日 山茱萸肉生用 芡實粉生用 蓮鬚生用各四兩 覆盆子生用 甘枸杞子各二兩 前末以蒺藜膏同煉蜜和丸如梧子大每服四五錢空腹鹽湯下有火者宜服此兼治夢遺

又方 此方仲淳傳自江右鄧醫官

真合州補骨脂沉實者二斤 以食鹽四兩入滾湯乘熱浸一

宿晒乾次用杜仲去皮酒炒煎濃湯浸一宿晒乾次用厚黄蘗去皮蜜炙四兩煎濃湯浸一宿晒乾別用魚膠四兩剪碎以蛤粉炒成珠同補骨脂炒香磨細末將胡桃肉搗如泥盛以錫盆蒸之取油和末量加蜜搗和丸如梧子大空心用三錢白湯或淡鹽湯吞晚間或饑時更一服老年人及陽虚無火者宜此有火者忌之

種子奇方

栢子仁去油者好酒浸一宿砂鍋上蒸爛如泥 鮮鹿茸火燎去毛淨酥炙透如帶血者須慢火防其皮破血走也切片爲末 等分和栢子仁泥搗極勻加煉蜜丸如梧子大每服空心三錢淡鹽湯吞

補腎健脾益氣方　朱鶴山老年又患腰痛曰
服一劑強健再生子八十未艾
白茯苓二錢　枸杞子一兩　懷生地三錢　麥門冬五錢　人參二錢　棗皮三錢　白术三錢　河水二鍾煎八分

高存之長郎患腹痛仲淳問曰按之痛更甚否曰按之則痛緩仲淳曰此虛症也即以人參等藥飲之數劑不愈但藥入口則痛止其痛每以卯時發得藥漸安至午痛復發又進再煎而安近晚再發又進三劑而安睡則不復痛矣如是者月餘存之疑之更他醫藥則痛愈甚藥入痛不止矣以是服仲淳方不疑一

年後漸愈，服此藥七八百劑全瘳。

人參三錢　白芍藥三錢　炙甘草一錢　橘紅一錢五分　後加木瓜一錢

麥門冬三錢　當歸身二錢

又重定方

人參四錢　白芍藥三錢　麥門冬三錢　甘草一錢五分　當歸二錢　枸杞子三錢　山茱萸肉二錢　木瓜二錢　黃蘗一錢五分　鱉甲二錢

又以鹿角用膠間服。又以飲食少，時惡心，去當歸、黃蘗，加牛膝三錢　秦艽一錢五分　石斛二錢　酸棗仁三錢　延胡索一錢

丸方

鱉甲　北五味　白芍藥各四兩　當歸身五兩　麥門冬

牛膝　黃蘗蜜炙　枸杞各四兩　炙甘草二兩　川續斷酒洗二兩　杜仲酥炙二兩　懷熟地五兩　山茱萸肉四兩　白茯苓三兩　車前子二兩　五錢　懷山藥炒三兩　人參人乳浸四兩　天門冬酒洗去心　鹿角膠各四兩

煉蜜丸每服四錢

高存之長郎兩年腹痛愈後又患臂痛每發一處輒於手臂指屈伸之間腫痛不可忍三四日方愈痛時在手即不能動仲淳曰此即前病之餘虛火移走爲害也立丸方凡四五貞定服至此方全愈

治臂痛方

懷生地黃一觔　牡丹皮潤而厚者良酒蒸六兩　山茱萸肉八兩　白茯

苓為末水澄去筋膜蒸晒數以人乳拌晒數次六兩　山藥八兩切片炒　澤瀉米泔浸切片炒六兩　天門冬去心酒蒸烘燥六兩　麥門冬去心烘燥八兩　五味子如法烘乾八兩　牛膝酒蒸八兩　黃蘗去粗切片蜜拌炒褐色八兩　枸杞子去枯者及蒂八兩　砂仁炒一兩　甘菊花八兩　何首烏如法　虎前脛骨二對酒蒸三日酥炙透　白蒺藜炒去刺十兩　菟絲子三兩　為細末煉蜜丸如梧子大每服五錢空心白湯下

高存之塔浦生氣上逆毋飯下一二口輒噯氣數十口再飯再噯食頃三四作仲淳曰此氣不歸元中焦不運也毋剩須人參二錢不信服他藥快氣藥愈甚逾二三月仲淳云今須參四錢矣不信又逾二三月仲淳

三六今須參六錢矣不信又逾月飲食不下每嘔冷氣如噎而出上下氣不屬分必死存之坐其家迫令服仲淳藥服首劑不動服再煎不動然亦不如他湯藥輒嘔也服三煎忽心口下如爆一聲上則噯氣下則小遺無算上下洞然即索粥頓食三四碗不上逆也服至六劑減參二錢噯逆復作復用六錢而安一月後方減參二錢服半年全愈

人參六錢　麥門冬三錢　五味子二錢　橘紅一錢　砂仁一錢　白芍藥一錢　前胡一錢五分　沉香五分　益智仁一錢五分　川萊菔肉三錢　真蘇子三錢　枇杷葉三片

大水煎臨服加沉香汁十五匙逆水

一大盞又七倍爲末山藥糊丸空心白湯吞
陸祚先乃正 咳嗽飽脹痰喘水火不通眠食俱廢人
參君 白芍藥君 蘇子炒研極細佐 枇杷葉三大片 白茯苓佐
二服得眠大 小便通啖粥
顧仲恭心腎不交先因失意久鬱及平日勞心致心
血耗散去歲十月晨起尚未離床忽右足五指麻冷
倏已至膝便不省人事良久而甦作醒作迷一日夜
十餘次醫者咸云痰厥仲淳云純是虛火服丸藥一
劑今春覺體稍健至四月後丸藥不繼而房事稍過
至六月初十偶出門前症復發扶歸良久方醒是日

止發一次過六日天甫稍感寒氣前症又發二次見今两足無力畏寒之甚自腹以上不畏寒仲淳云人之五臟各有致病之由謹而察之自不爽也夫志意不遂則心病房勞不節則腎病心腎交病則陰陽將離離則大病必作以二臟不交故也法當清熱補心降氣豁痰以治其上益精強腎滋陰增志以治其下則病本必拔以心藏神腎藏精與志故也平居應獨處曠野與道流韻士討論離慾之道根極性命之源使心境清寧蹔離愛染則情念不起真精自固陰陽互攝而形神調適矣

暫服湯液方

貝母三錢 白茯苓三錢 遠志肉一錢五分 酸棗仁五錢 蘇子二錢 石斛二錢 麥門冬五錢 甘草炙五分 木瓜三錢 牛膝八錢 石菖蒲一錢 人乳和童便浸忌鐵 水二鍾煎八分調入牛黄末一分 天竺黄末一錢二分 竹瀝一大杯臨卧饑時各一服 二劑後加人參五錢 枇杷葉三片 調入牛黄一分 天竺黄二分 霞天膏五錢

九方㉜

遠志肉 天門冬 麥門冬 白茯神 白茯苓乳八拌晒各六兩 棗仁八兩 人參八兩 杜仲四兩 懷生地八兩 丹砂以白石芙蓉者為上研如飛麪水飛數十次用磁石吸其中鐵氣三兩另細研 百部五兩 白芍藥六兩

先醒齋筆記 三、九八

先醒斋笔记

甘草蜜炙三兩五錢　上上沉香末候各藥成末方研極細一兩五錢　栢子仁八兩另研　蜜丸如梧子大每空心服五錢臨卧六錢不拘湯加竹瀝送下忌豬牛羊肉　羊血　麵蒜　胡椒鯉魚　牛乳　白萊菔

一人年三十三歲因努力即發心腹飽滿疼痛直至臍下皆板兩脇空鬆不可言腹寒即欲就火火至稍睡痛止大便不通小便短縮似宿茶日夜不卧至五遇時飲食漸加時常舉發大約性嗜酒善怒勞碌所致

當歸身五錢　牛膝四錢　麥門冬五錢　白芍藥酒炒五錢　炙甘草七分

五味子一錢 廣橘紅二錢 茅根打碎一兩五錢 懷生地三錢 宜多食
韭菜薏便胡桃肉

婁東王官壽患遺精聞婦人聲即泄瘠甚欲死醫告術窮仲淳之門人以遠志為君蓮鬚石蓮子為臣龍齒茯神沙苑蒺藜牡蠣為佐使丸服稍止然終不斷仲淳于前方加鰾膠一味不終劑即愈

治腰痛

錢晋吾文學腰痛甚脇之氣鬱兼有傷瘀血停滯仲淳授以

牛膝五錢 當歸身二錢五分 炙甘草一錢 紫蘇梗一錢 五加皮三錢

廣橘紅二錢 香附二錢童便炒研細末 川續斷二錢 水二鍾煎八分

饑時加童便一大杯服二劑愈

又方

先外祖李思塘公少年患腰痛至不能坐立諸醫以補腎藥療之不效朱遠齋者湖明醫也用潤字號丸藥下之去黑糞數升盡濕痰乘虛流入腎中作苦痰去方以補藥滋腎不逾月起惜其方傳者不真

治盜汗 子婦幼患此仲淳以二劑療之今二十餘年不發

黃耆蜜炙三錢 北五味二錢 酸棗仁五錢炒研 炙甘草一錢 麥門冬去心三錢 人參三錢 白芍藥酒炒三錢 香附童便浸炒二錢 龍眼肉十枚 一

治噎

蘇子研細二錢 廣橘紅二錢五分 麥門冬去心五錢 白芍藥酒炒四錢 枇杷葉去毛刷淨蜜炙三大片 山查肉三錢 白豆蔻仁四分先研 人參二錢 逆水蘆根汁一大盞 河水一鍾半 同蘆根汁煎至八分加蘆汁三匙 竹瀝一杯 饑時服

治溺有餘瀝精不固

菟絲子半觔淨 牛膝與何首烏同蒸半觔淨 栢子仁去油者酒蒸另研如泥十二兩 杜仲四兩淨 麥門冬去心六兩 枸杞六兩 北五味六兩 血鹿角一觔 鹿茸去毛酥炙六兩 車前子米泔浸四兩 白茯苓多用人乳拌晒四兩 大何首烏赤白各半蒸如法一觔 沒石子三兩 細末煉蜜丸如梧子

每服五錢空腹白湯吞

治鼻衄腸風腹脹便燥

麥門冬十兩去心 懷生地十兩 天門冬六兩去心 五味子四兩去核者 鱉虱胡麻酒拌九蒸九晒去殼另研如泥十二兩 山茱萸肉六兩 白芍藥八兩 當歸身五兩 砂仁炒二兩 紫蘇子六兩另研後入 煉蜜丸如梧子大每五錢空心白湯吞

治腿痠足脛痛

牛膝去蘆酒蒸八兩 杜仲六兩 懷生地八兩蒸熟 甘枸杞八兩 山茱萸肉六兩 五味子 黄蘗炙六兩 白茯苓三兩 砂仁三兩 細末煉蜜丸如梧子大每五錢空心白湯吞 皆仲淳定

補腎固精方

北五味如法爲細末每服以好酒下方寸匕久之能可御女

治弱症吐血夜熱不眠腰痛　陳潜齋傳

紫河車一具（男胎首胎佳） 自採側栢葉（東南枝去粗梗陰乾四兩） 將河車入石臼內木杵輕輕搗漸下栢葉以極爛爲度起置磁盆內砂鍋上蒸熟烈日曝乾如無日色或夏天將栢葉攤成薄餅于磁盆上火烘乾研細末蜜丸如梧子大空心淡鹽湯下五錢家叔久患腸風百藥不効服此頓瘳

久嗽喻化丸㉝ 仲淳定

括蔞根一兩 款冬花一兩 貝母去心二兩 廣橘紅二兩 桑白皮一兩 甘草七錢 真龍腦薄荷葉三兩半 天門冬去心一兩 桔梗七錢 麥門冬去心一兩 北五味蜜蒸五錢 百部二兩 紫菀一兩 真柿霜二兩半

極細末，煉蜜丸如弹子大，不拘時含化。加枇杷葉二兩。

于中父患目珠痛如欲墮，胸脇及背如槌碎狀，晝夜咳嗽，眠食俱廢，自分不起，促仲淳訣別。仲淳曰：何至是耶？令日進童便三大碗，七日下黑血無數，痛除，咳熱如故。再投以二冬、貝母、蘇子、橘紅、白芍藥、鱉甲、青蒿子、桑根白皮、五味子、百部、枇杷葉、竹瀝、童便，久之耒猝太夫人及胞弟潤父疑其虛促川參者仲淳不可潤父陰以黃耆二錢入前藥中之竟夕悶熱目不交睫始信仲淳不謬因守前方兼服餘化丸勿輟遂月平蓋中父病起于乃翁之變哀傷過甚更觸惱怒所致非虛也肺熱而實肝火上冲故不宜參耆爾

里中一童子年十五患寒熱咳嗽面赤鼻塞夜劇家人以爲傷風仲淳視之曰陰虛也蓋傷風之證面色宜黯今反赤而明傷風發熱必晝夜無間今夜劇鼻塞者因虛則火上升壅肺故鼻塞以是知其陰虛也投以麥門冬五味桑皮貝母百部鱉甲生地黃沙參

不四劑瘳

胡少保撫浙時以酒色過度氣喘不能眠坐諸醫下藥不效朱遠齋用參一兩升麻三錢河水二鍾煎至七分冷極頓飲之藥至喉胸前輒生然有聲喘遂止遠齋以此知名見下

臧儀部靜涵患氣喘自汗晝夜不眠食諸醫以外感治之病甚仲淳診之曰此腎虛氣不歸元故火上浮喘汗交作脾虛故不思食亟以麥門冬五味子枸杞子滋陰斂肺以蘇子橘紅降氣消痰以芍藥酸棗仁茯苓補脾斂汗不數劑瘳

吐血三語訣

宜行血不宜止血

血不循經絡者氣逆上壅也行血則血循經絡不止自止止之則血凝血凝則發熱惡食病日痼矣

宜補肝不宜伐肝

經曰五臟者藏精氣而不瀉者也肝爲將軍之官主藏血吐血者肝失其職也養肝則肝氣平而血有所歸伐之則肝虛不能藏血血愈不止矣

宜降氣不宜降火

氣有餘即是火氣降即火降火降則氣不上升血

隨氣行無溢出上竅之患矣降火必用寒涼之劑反傷胃氣胃氣傷則脾不能統血血愈不能歸經矣今之療吐血者大患有二一則專用寒涼之味如芩連山梔四物湯黃蘗知母之類往往傷脾作泄以致不救一則專用人參肺熱還傷肺咳嗽愈甚亦有用參而愈者此是氣虛喘嗽氣屬陽不由陰虛火熾所致然亦百不一二也仲淳之論專以白芍藥炙甘草制肝枇杷葉麥門冬薄荷葉橘紅貝母清肺薏苡仁懷山藥養脾韭菜番降香真蘇子下氣青蒿鱉甲銀柴胡牡丹皮地骨皮補陰清

熟腹瀉 酸棗仁研 白茯神 蓮心 山茱萸肉 枸杞子 補骨脂

予累試之輒驗。然陰無驟補之法，非多服藥不效。病家欲速其功，醫者張皇無主，百藥雜試，以致殞身者，殊相尋不悟，悲夫！（詳金治吐血聖劑）

顧季昭患陰虛內熱，仲淳云：法當用甘寒，不當用苦寒。然非百餘劑不可，慎勿更吾方。欲亦減，使吾後見當亦增損可也。果百劑而安。

天門冬 麥門冬 桑白皮 貝母 枇杷葉各二錢 地骨皮三錢 五味子一錢 白芍藥二錢 鱉甲三錢 蘇子研細，二錢 車前子二錢

王司丞遜之患吐血仲淳診之云多服童便自愈別
去貽書門人張選卿曰遜之旋已勿藥矣但相公年
尊右手脈弱甚此非細故可致意遜之預爲計時文
肅公尚無恙不兩月而遜之疾瘳文肅一病不起

加味六味地黃丸 治吐血趙冠山子服之立起

地黃半斤　天門冬　麥門冬　牛膝　鱉甲　黃檗
青蒿　五味　橘紅　枇杷葉　懷山藥　山茱萸
肉各四兩　澤瀉　牡丹皮　白茯苓各三兩

煎方

蘇子炒研二錢　枇杷葉三片　大生地黃三錢　廣陳皮二錢　白芍藥

三錢茅根一兩麥門冬五錢桑白皮二錢番降香一錢二分血止去之貝母二錢牛膝四錢鱉甲四錢甘草一錢天門冬二錢

治陰虛喉痛喉間血腥氣聲啞到此便難措手

麥門冬五錢天門冬三錢薄荷八分貝母三錢蘇子研二錢橘紅二錢炙甘草一錢百部三錢去心款冬花蕊二錢鱉甲四錢如法桑白皮如法二錢懷生地三錢河水二鍾煎八分加童便一杯

時服

九方

六味地黃丸中加鱉甲　天門冬　麥門冬　百部　五味子　真阿膠　各如山藥之數煉蜜丸每六錢

空心淡鹽湯吞。臨卧白淡湯吞。已上俱仲淳湖

婦人

治婦人血熱經行先期

枇杷葉一觔蜜炙 白芍藥半觔酒浸切片半生半炒 懷生地黃六兩酒洗 懷熟地黃四兩 青蒿子五兩童便浸 五味子四兩蜜蒸 生甘草一兩去皮 山茱萸肉四兩 黃蘗四兩去皮切片蜜拌炒 川續斷酒洗炒四兩 阿膠五兩蛤粉炒無真者鹿角膠代之重湯酒化 杜仲去皮三兩酥炒 細末懷山藥粉四兩打糊同煉蜜和丸如梧子大每五錢空心淡醋湯吞饑時更進一服忌白蘿蔔

加減正元丹 治婦人經不調無子

香附一觔同艾二兩醋浸二宿分作四分一分用鹽水炒一分酥炙一分童便浸炒一分和乳汔上炒　當歸身酒洗五兩　川芎二兩　白芍藥八兩酒浸切片半生半炒　生地六兩酒洗　阿膠四兩蛤粉炒成珠無則鹿角膠代之　枳殼三兩江西者良半生半炒　艾二兩用浸香附醋打糊餅酒乾

為末，米醋煮山藥粉糊丸如梧子大，每四錢，空腹淡醋湯吞。忌白萊菔。右八味乃正元丹後加減法也。加青蒿子三兩、山茱萸肉三兩、銀柴胡一兩五味子一兩、鱉甲醋炙如法四兩。如經調後覺經不行，恐有妊娠即勿服。如後期，去青蒿子、銀柴胡、鱉甲。

治血熱經行先期，腰腹痛發熱。血熱忌用芎歸，熱者用第一方

正元丹中去香附，換入枇杷葉十兩蜜炙　杜仲去皮酥炙三兩　鹿

角膠蛤粉炒四兩　麥門冬去心四兩　青蒿子　山茱萸肉　北五味子各三兩　銀柴胡一兩

治血虛經行後期

白芍藥六兩半生半炒　香附四兩童便浸炒　蘄艾葉一兩五錢如法　懷生地六兩　麥門冬六兩　杜仲三兩酥炙　橘紅二兩　枇杷葉六兩　甘草一兩五錢半生半炒　白膠四兩蛤粉炒成珠　川芎二兩　青蒿子四兩童便浸風乾　當歸六兩　用醋煮懷山藥糊丸梧子大每服五錢白湯送下

治血虛經行後期太甚半邊頭疼

當歸身　白芍藥各二錢五分　川芎一錢　甘菊花三錢　藁本一錢　懷生地二錢　荊芥穗八分　天門冬二錢　麥門冬三錢　炙甘草一錢

五分河水煎臨服加童便一小杯

又治經行後期太甚

香附一斤四製 懷生地五兩 白芍藥八兩 枳殼二兩 砂仁二兩 阿膠四兩 蘄艾二兩如法 爲末醋煮懷山藥糊丸梧子大每服四錢空心淡醋湯下 一方加懷熟地三兩 川芎二兩 去砂仁 一味俱神效

治腎泄兼脾泄

肉荳蔻四兩粉裹煨 北五味子四兩 補骨脂二兩半如法製 白芍藥二兩半 砂仁一兩半 甘草八錢 人參三兩 吳茱萸三兩湯泡去梗 爲末山藥粉糊丸如梧子大空心白湯下三錢至五錢

治婦人腎泄無子

肉豆蔻 吳茱萸 補骨脂 五味子 人參 木香 砂仁 細末山藥粉糊丸如梧子大每服三四錢空心服白湯吞

太博士本石內人患痰嗽三年骨立矣經不行諸醫或以為精血或以為血枯經閉仲淳云孕也若行血則胎不旋踵但亦懷後恐不能全吉耳已而果然

安胎將墮欲死方

懷生地二兩酒炒砂仁末一兩水酒各一碗煎一碗亦作一次服止愈此方出本草予偶閱之傳一門人試之

如神

保胎資生丸　姙娠三月陽明脉養胎陽明脉衰胎無所養故胎墮也服資生丸

人參人乳浸飯上蒸烘乾三兩　白术三兩　白茯苓細末水澄蒸晒乾入人乳再蒸晒乾一兩半　廣陳皮去白略蒸二兩　山查肉蒸二兩　甘草去皮蜜炙五錢　懷山藥切片炒一兩五錢　川黃連如法炒七次三錢　薏苡仁炒二兩又方一兩半　白扁荳炒一兩半　白荳蔻仁不可見火三錢五分　藿香葉不見火五錢　蓮肉去心炒一兩五錢　澤瀉切片炒三錢半　桔梗米泔浸去蘆蒸五錢　芡實粉炒黃一兩五錢　麥芽炒研磨取淨麪一兩　右藥共十七味如法脩事細末煉蜜丸如彈子大每丸重二錢用白湯或淸米湯橘皮湯炒砂仁湯嚼化　忌桃李雀蛤生冷

治惡阻（即胎前嘔吐）

橘紅一錢 麥門冬二錢 人參一錢 木瓜二錢 竹茹一錢 枇杷葉三大片 藿香五分 下咽即驗

烏鱺魚湯 治妊娠腹脹滿（顧仲穆子婦患此數劑而安）

白茯苓二錢 白朮炒二錢 廣橘紅 木瓜 桑白皮 如法蜜炙各二錢 紫蘇葉一錢 春砂仁酒洗三錢 生薑皮一錢五分 用大鱺魚一枚，河水五碗，煎至三大碗，去魚骨，濾清，始入前藥煎至一碗，服之，以愈爲度。

治子懸（即胎上冲）

紫蘇 橘紅 麥門冬去心 各等分爲細末，每服四錢

用枇杷葉三片大竹茹一錢五分煎湯調服

治胎驚胎熱一受孕即宜預服姚康成服乃正服之神驗

木瓜一錢天門冬　黃耆　白芍藥各三錢麥門冬五錢鼠粘子一錢金銀花　甘菊花　石斛　懷生地各三錢連翹一錢炙甘草一錢貝母二錢砂仁一錢人參一錢五分河水二大碗煎八分食遠溫服服至百帖神効

治小兒臍風撮口孕時母服可預觧一切胎毒

甘草二錢生用懷生地四錢連翹二錢黃連一錢酒炒玄參二錢括蔞根二錢木通一錢貝母二錢牡丹皮一錢五分金銀花四錢荆芥穗一錢羚羊角二錢磨汁入藥汁中二十匙約五分河水二鍾煎八分空心饑

時服仲淳傳自金華倪生試之神驗

催生累驗方

魚鰾四錢切碎每塊針刺灯火上炙脆研 柞枝四兩蠶食者一葉一刺者是即鑿子木五月開白花不結子其裡純白 白芷一錢五分 百草霜山家者良一錢 千里馬男子左足舊草鞋燒灰存性二錢 水酒各鍾半將柞枝白芷煎濃至一碗去渣濾清入膠同煮化調二末服之已上調經胎產諸方仲淳手定

琥珀丸專治婦人生產艱難下胎衣血暈服之即活○李玄白傳神驗

玄胡索六錢 懷熟地八錢 當歸身 川續斷酒洗炒 川芎各六錢 川牛膝 人參 沉香 乳香 沒藥去油各五錢 真阿膠蛤粉炒八錢 辰砂水飛 大附子 五味子各五錢 金釵石

先醒斋笔记

斛六錢肉蓯蓉八錢酒洗琥珀　珍珠上上者各五錢極細末煉蜜
丸如圓眼大以好辰砂飛過爲衣蠟丸
家寶丹馬銘鞠傳不如李玄白方妙
專治婦人産難胎衣不下血暈胎死腹中及
産後小腹痛如刀刺兼治胎前産後一切諸
病雜症諸氣中風乳腫血淋胎孕不安平時
赤白帶下嘔吐惡心心氣煩悶經脉不調或
不通脊胃飲食無味面唇焦黒手足頑麻一
切風痰俱效
高存之每年脩合普施

何首烏二兩取鮮者竹刀切片曬乾　川烏四兩先用濕紙包煨去皮留待草烏同煮　草烏四兩溫水浸半日洗去黑毛刮去皮與川烏同切厚片將無灰酒和勻入砂罐中炭火慢煮漸漸添酒一日夜取入口不麻爲度　蒼朮四兩米泔浸一宿去皮切片酒炒　大當歸二兩酒洗　白附子二兩去皮　麻黃去頭節滾湯泡去沫　桔梗炒　粉草炙　防風　白芷　川芎　人參　天麻　大茴香炒　荊芥炒　白朮炒各四兩　木香　血竭　細辛各一兩

共極細末蜜丸彈子大每丸重二錢酒化開和童便下○如不能飲者酒化開白湯下○產後腹痛者酒化開益母湯下

○更有男婦年久腹痛諸藥不效者服兩三丸卽愈

○室女經脉不通者用桃仁蘇木紅花當歸煎湯下

惟勞熱有肺火者不宜服

治橫生　高存之試驗

益母草六兩酒煎濃汁加童便一大杯

治胞衣不下　高存之屢試驗

芒硝三錢酒煎服宜加牛膝當歸各五錢㉟

產後調理方　仲淳立

當歸身三錢　川芎一錢五分　生地二錢　赤芍藥一錢五分　延胡索醋煮一錢　牛膝五錢　蒲黃一錢五分　乾薑炒黑七分　肉桂七分火盛者并夏月勿用　山查肉三錢　五靈脂醋煮去沙一錢　桃仁去皮尖　紅花各八分　黑豆服一合　杜仲炒去絲二錢　續斷二錢　益母草五錢瘀血行腹痛去之　澤蘭

葉一錢荊芥穗一錢炒水煎入童便服過五七日覺少腹已軟無塊按之不痛即將赤芍藥蒲黃肉桂五靈脂桃仁紅花六味盡去之另加白芍藥二錢麥門冬三錢五味子七分○如虛汗去荊芥川芎加棗仁五錢驚悸亦加之○汗不止加黃芪人參各二錢○虛甚作喘倍加人參黃芪倍麥門冬去生地當歸桃仁紅花○如脾胃弱不食泄瀉加人參多少量人肉果一錢五分砂仁七分橘紅八分○腰痛無力是血虛以鹿角膠五錢酒漿化空心溫服血暈及血不止發熱作渴用童便一味是產後聖藥

預防血暈神方 古方

將產須將荆芥穗末三錢童便沸湯各一杯聽用兒一
產下即將前末同童便入湯調服永無血暈之病荆
芥能引血歸經也虛脫者人參五錢乾薑二錢肉桂二錢虛
甚者參至一兩加附子童便製過一錢火令去薑桂附子之半㊱
治產後虛脫兼防血暈予家素試之神驗
人參一兩真蘇木二兩打碎鹿角膠五錢水二碗酒一碗煎至
一碗加童便一杯預煎候產下即服
治產後虛喘
巳丑予婦產後五日食冷物怒傷脾作泄仍微嗽又
三日泄不止手足冷發喘床亦動搖神飛蕩不守一

豎以人參五錢附子五分療之如故加參附又不効漸加

至參三兩附子三錢一劑霍然起

於中甫夫人產後氣喘仲淳投以人參五錢蘇木五錢麥

門冬錢五一劑愈五日後忽自汗無閒晝夜聞聲軍及

飲熱茶湯即汗徧體投以人參五錢黃芪五錢加當歸身

生地黃二錢不効即令停藥彌日金壇俗忌未彌月

不得診視仲淳徧檢方書至證治要訣治汗門內有

凡服固表藥不効者法當補心汗者心之液也洒然

曰是巳于夫人素禀有火氣非不足也產後陰血暴

亡心主血故心無所養而病汗逼以炒酸棗仁一兩為

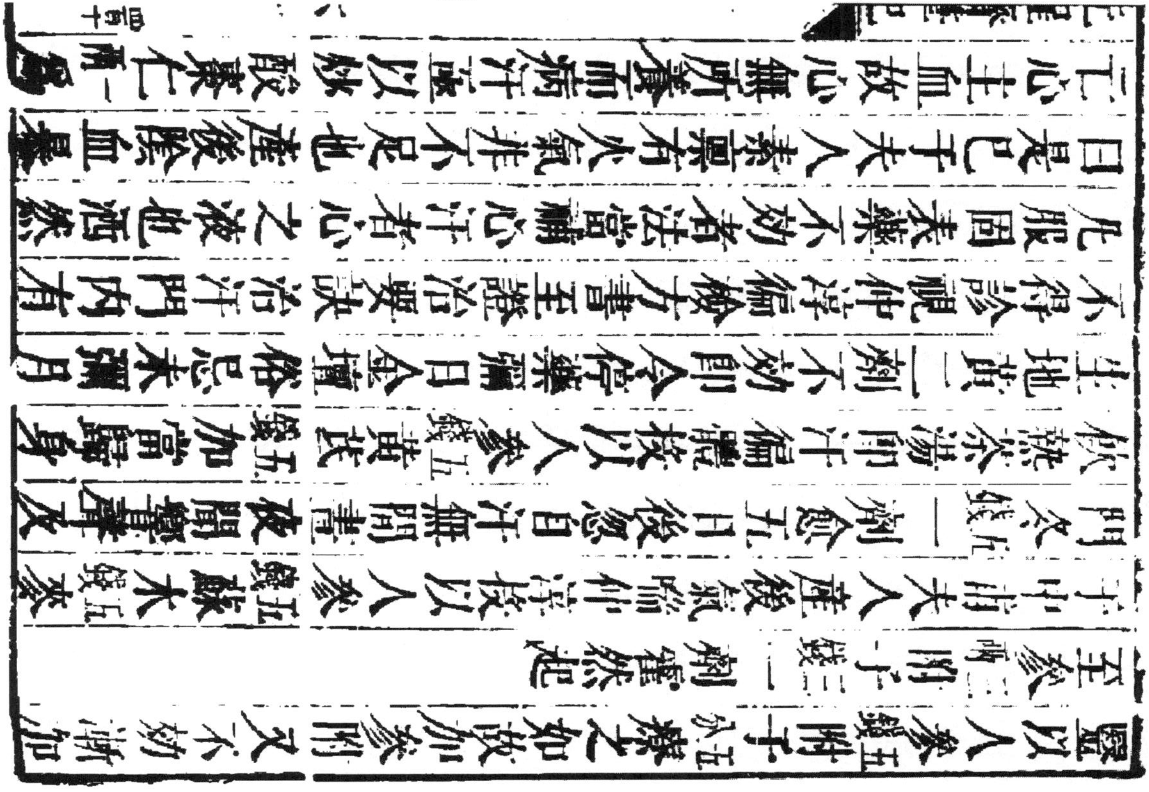

君生地黄白芍藥麥門冬五味子枸杞牛膝杜仲當歸身阿膠牡蠣龍眼肉大劑與之至三十二劑罔効中甫懼曰得無不起乎或藥應更改乎仲淳曰非也吾前所以投參芪不應而遽止之者以參芪爲氣分藥劑且大其不應者必與證不合也茲得其情復何惑乎蓋陰血者難成易虧者也不可責効旦夕仍投前劑至四十二帖忽得睡汗漸收睡愈熟睡至四日夜一醒霍然顏色逾常特血足則色華也

王善長夫人産後腿疼不能行立久之飲食不進困憊之極仲淳診之曰此脾陰不足之候脾主四肢陰

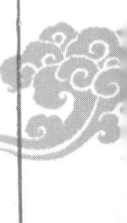

不足故病下體向所飲之藥雖多皆苦燥之劑不能益陰用石斛木瓜牛膝白芍藥酸棗仁爲主生地黄甘枸杞白茯苓黄蘗爲臣甘草車前爲使投之一劑輙効四劑而起昔人治病必求其本非虛語也

施禀脩乃正產後發寒熱咳嗽不止因本元虛弱誤用薑桂勢甚劇數劑輙定

鱉甲四錢 山茱肉九錢 橘紅二錢 當歸二錢 青蒿子二錢五分 白芍藥四錢 牛膝四錢 杜仲二錢五分 棗仁八錢 遠志肉一錢 麥門冬五錢 五味子一錢 生地黄四錢 茯神三錢 益母草五錢 竹葉三十片 ○ 偶傷風加荆芥一錢 防風五分 ○ 咳嗽甚加桑白皮三錢 ○

有痰加蘇子貝母各二錢○腰痛加枸杞子五錢○闕血未盡加黑豆炒一大把○脾胃不佳去牛膝生地益母草

丸方

鱉甲六兩 牛膝酒蒸六兩 青蒿子四兩 懷生地 白芍藥 棗仁各六兩 當歸身 真阿膠重湯酒頓化入藥各四兩 白茯苓六兩 遠志肉 杜仲各三兩 麥門冬六兩 五味子四兩 枸杞子六兩 懷山藥切片炒黃四兩 牡丹皮酒蒸二兩五錢 山茱萸肉四兩 砂仁炒二兩 牡蠣粉火煅通紅淬入醋中如此七次研如飛麵三兩 細末煉蜜丸如梧子大每五錢空心白湯吞饑時更進一服

黄柞棗乃正產後頭疼大便秘用生料五積散一劑不効仲淳加歸身一兩一服大便通頭疼立止

張璇甫乃正產六朝發狂持刀殺人陰血暴崩肝虛火炎故也仲淳令先飲童便一甌少止再服

龍齒　澤蘭　生地　當歸　牛膝　茯神　遠志

酸棗仁　大劑仍加童便頓服而止

王六息乃正產後驚悸聞聲輒死非用力抱持則虛煩欲死如是累月仲淳曰此心脾肝三經俱虛也用人參酸棗仁茯神遠志芍藥石斛甘草麥門冬五味丹砂爲丸以龍眼湯吞彌月而愈

賓函伯乃正小產後陰血暴崩作暈惡心牙齦浮腫喉嚨作痛日夜叫號不絕仲淳曰此證因失血過當陰氣暴虧陽無所附火空則發故炎上胸中覺煩熱所謂上盛下虛之候也法當降氣氣降則火自降矣火降則氣歸元而上焦不煩熱牙齦腫消喉嚨痛止陽交於陰而諸病自已爾

蘇子（研細二錢五分）　麥門冬（去心四錢）　白芍藥（酒炒四錢）　青蒿子（二錢五分）
牛膝（四錢）　五味子（打碎五分）　鱉甲　生地黃　枸杞（各四錢）
枇杷葉（三片）　大川續斷（二錢）　酸棗仁（炒爆研五錢）　橘紅（二錢）　河水二鍾半煎一碗加童便一大杯鬱金汁十二匙空心

服將進童便一杯

調理丸方

懷生地　熟地各五兩　麥門冬去心　甘枸杞去梗者及蒂各六兩　杜仲如法　川續斷去蘆各五兩　五味子三兩　栢子仁如法六兩　酸棗仁炒熟研六兩　茯苓三兩　青蒿子四兩　山藥五兩炒　山茱萸肉五兩　牡丹皮潤而厚者三兩半　鹿角膠酒化入藥六兩　橘紅三兩　砂仁炒二兩　細末煉蜜和丸如梧子大每服五錢空心淡鹽湯吞忌食鯽魚子白萊菔

治女人血崩

人參　黃芪　麥門冬各三錢　五味子七分　杜仲　熟地

山茱萸各二錢　枸杞子三錢　續斷一錢　荆芥穗八分炒　阿膠二錢

河水煎日進三服

又丸方

黄耆二兩蜜炙　人參一兩　熟地二兩　白芍藥一兩五錢酒炒　五味子　懷山藥　續斷酒洗　杜仲酥炙　栢子仁二兩酒浸一宿蒸搗如泥　青蒿子童便浸陰乾　麥門冬　酸棗仁各一兩五錢炒　鹿角膠三兩酒頓化　共末將酒化鹿角膠栢子仁泥同煉蜜丸如梧子大每服五錢空心白湯下

薑龍山夫人患血崩由于中年憂愁諸醫百藥不効用人制參耆偏㊲覓紫髮百餘丸火煅調入藥服久之

漸愈火煆髮用小砂罐鹽泥煉極熟將髮入罐中封固陰乾以炭火圍之俟黑煙將盡即起若清煙出髮枯不可用矣非細心人不可任蓋火候不可過也

顧太學叔夏內人舟中爲火所驚身熱羸弱幾成瘵群醫誤投參芪勢危甚仲淳以清肌安神之劑與之戒以勿求速效凡數十劑而安

麥門冬二錢 鱉甲三錢小便炙 青蒿子 銀柴胡 桑白皮自採忌鐵蜜炙各二錢 五味子一錢 枇杷葉二錢 白芍藥一錢 生地黃酒洗一錢 薏苡仁三錢

包海亭夫人患腹痛連少腹上支心日夜靡間百藥

不効仲淳胗其脉兩寸關俱伏獨兩尺實大按之愈甚詢知其起自暴怒風木鬱于地中按以芎藭上柴胡中升麻下下咽噯氣數十聲痛立已已而作喘仲淳曰是升之太驟也以四磨湯與之遂平

甲申夏舊婦因鬱火痰喘身熱手拳目張半月不眠食按其胃口不痛諸醫疑其虛也或云中暑百藥試之痰喘滋急以皂角末嗏鼻通竅痰上逆如沸延楊石林胗視請亟吐之先大夫曰病久矣虛甚可奈何石林曰經云上部無脉下部有脉其人當吐不吐則死即以鹽湯吐之去白痰數盌喘定先大夫曰何以

藥之石林曰吒卽藥也得甚竅後勿服藥以養胃氣

夜半啜粥二碗詰旦投六君子湯數劑而起不杯者

里中博雅士不行術而精方脈者也

高存之夫人患心口痛㊳一日忽大發胸中有一物上

升衝心三婦人用力捺之不下呼號欲絕存之曾預

求仲淳立此方是日[illegible]㊴煎服之服一盞衝上者立墮

下腹中作痛不升矣[illegible]㊵服二盞腹中痛者亦消二日後以

病愈起洗沐又忽作[illegible]㊶頭痛如劈存之曰此卽前症

煎前藥服之立安

白芍藥（酒炒，三錢） 炙甘草（五分） 吳茱萸（湯泡三次，八分） 白茯苓（二錢） 延胡索（醋煮切片一錢）蘇子（炒研一錢二分）橘紅（鹽水潤過一錢二分）後加半夏一錢（薑汁拌炒）旋覆花（一錢）木通（七分）竹茹（一錢）

予婦今春怨患心痛連下腹如有物上下狀痛不可忍急以手重按之痛稍定按者稍鬆即叫號仲淳曰此必血虛也脉之果然急投以白芍藥（五錢）炙甘草（七分）橘紅（二錢）砂仁（炒三錢）炒鹽（五分）二劑稍定已又以牛黃蘇合丸跳其氣變氣數次痛徐解予問故仲淳曰白芍藥甘草治血虛之聖藥也因久鬱氣逆故減甘草之半仲景甲巳化土之論詳矣諸家不解爾炒鹽者何曰心虛以炒鹽補之即水火既濟之意也予懼然服

槃以痰火食積瘀心腹之痛故既其詳如左

昔年予過曲河遇王宇泰夫人病心口痛甚日夜不眠手摸之如火予問用何藥曰以大劑參歸補之益定今尚未除也曰得無有火或氣乎宇泰曰下陳寔及凉藥少許即脹悶欲死非主人精醫未有不誤者予又存此公案以告世之不識虛實而輕執方者

梁溪一婦人喉間如一物上下作梗前後板痛服此

淳方廿劑全愈

番降香一錢 川通草五分 二味服三劑去之 蘇子二錢 橘紅二錢 枇杷葉三片 人參一錢 炙甘草七分 石菖蒲一錢 麥門冬三錢 甘菊

先醒斋笔记

二錢白芍藥三錢遠志一錢白豆蔻仁四分木瓜二錢石斛二錢
加蘆根汁一鍾同煎入薑汁二匙
孫溪一女子頭痛作嘔米飲不能下仲淳云因於血
熱血虛火上炎
麥門冬五錢橘紅二錢枇杷葉三大片蘇子一錢五分白芍藥三錢
木瓜二錢白茯苓二錢甘菊花一錢五分烏梅肉二枚竹瀝一杯蘆
根汁半碗一二劑嘔止頭尚痛加天門冬二錢頭痛少止
再加土茯苓二兩小黑豆一撮全愈
治白帶
秕床子米泔淘取沉水者蒸晒乾去皮炒為細末每一兩加枯白礬末五分

山茱萸肉　五味子　車前子米泔浸蒸　香附三錢醋煮　各細末山藥糊丸如梧子大每四錢空心淡醋湯吞僟時再進一服後用四物湯加山茱萸　五味子　炒砂仁　白芍藥　杜仲　黃蘗　車前子各等分　鹿角膠醋化丸如梧子大每日空心白湯吞五錢調理自除

治老年白帶

黃蘗去粗皮切片蜜炒四兩　砂仁炒二兩　杜仲去皮切片鹽酒炒去絲四兩　川續斷酒洗二兩　補骨脂酒浸瓦上炒三兩　川芎二兩　香附八兩醋浸二宿曬乾分作四分一分酥炙一分童便炒一分醋炒一分鹽水炒　蘄艾用浸香附醋炒加山藥粉煮作糊拌艾打成餅曬乾一兩五錢　山茱萸肉四兩　白茯苓如法水澄蒸曬乾二兩　白芍

藥酒浸六兩半生半炒鹿角膠醋化五兩北五味蜜蒸四兩車前子米泔浸蒸晒乾二兩牡蠣粉火煅醋淬研如飛麪三兩細末和鹿角膠丸如梧子大空心淡薑湯送下五錢

世母因兒痘驚苦積勞虛煩不得卧心膽虛怯觸事驚悸百藥不効家弟長文偶于友人許聞與化陳丹崖療一女人甚奇其症與母類叩其方乃温膽湯也試之數劑而効

半夏七錢　竹茹　枳實各三錢　陳皮四錢半　白茯苓　炙甘草各二錢二分半　分二劑薑棗煎服外加酸棗仁五錢後因虛極加人參二錢質之仲淳曰此必有痰而善飲者也果

然

先安人因亡女忽患腰痛轉側艱苦至不能張口受食後以鹿角膠不効以濕痰療之亦不効徧走使延仲淳曰此非腎虛也如腎虛不能延至今日矣用白芍藥三錢 橘紅二錢 白芷二錢 炙甘草一錢 香附童便浸炒三錢 肉桂二錢 乳香 沒藥各七分半燈心同研細臨服下之 一劑腰脫然覺徧體疼仲淳曰愈矣再煎渣服立起予駭問故仲淳曰此在素問木鬱則達之顧諸君不識爾

姚公遠內子病延仲淳入胗其繼母乘便亦求胗仲淳語伯道曰婦病不足慮嫂不㪍矣聞者駭甚曰吳

方新婚亡夫恙何至是耶予私叩之仲淳曰脉弦数
貞弱症也不半歲夜熱咳嗽勢漸劇倉皇延仲淳疏
方予之曰此畫吾心爾病不起矣逾年竪家百藥雜
試竟夭

瞿元立夫人素清癯不耐煩勞一日謂仲淳曰弟婦
未生子而弱煩見為診其故次日仲淳往診得其脉
弦細無神趨文肅公問曰兒從元立許來診其嫂得
何脉曰今雖無恙必不久矣文肅頓足曰有是哉夭
胡氏吾人甚耶此丙戌四月事也至秋夫人歿

祝氏婦年五十餘患中滿腹脹兼崩淋下虚清上則

下虚彌甚實下則上脹彌甚仲淳爲立二方以蘇子石斛陳皮貝母玄參人參白芍藥治其上以地榆阿膠木瓜牛膝杜仲茜根椿皮治其下各爲丸分食前後服之漸愈

先醒齋筆記

幼科附痘疹

小兒初生即以粉草三錢切片江西淡荳豉二錢入沸湯一碗隔水煮乾至一二小杯以綿爲乳蘸藥汁入兒口吮之以盡爲度腹內有聲去胎糞數次方飲乳月內永無驚風諸病

兒初生不可剪臍帶三朝用麵和水成薄餅置兒腹穿臍帶于麵上將蘄艾火灸臍帶近臍處或三炷或五七炷灸須下帳避風灸畢仍將臍帶紮好聽其自脫至七日方脫者元氣足也瑨兒九日方脫其神甚

王

凡兒生下每日夜時將清湯或苦茶蘸軟絹攪兒口內如齒邊有白點即以指爪或細針挑破取桑樹皮汁濾清塗之永無驚風撮口之患予家用前三方與月內無殤者

治撮口　其證必先大便熱

用生犀角及真羚羊角磨和蜜汁飲之有効急則刺

大黃二錢　甘草二錢　煎服

治月內啼

以真牛黃飛辰砂極細末各五厘塗兒舌上立止

治胎驚　仲淳定有驗

人參　白芍藥（酒炒各一兩）　白茯神　酸棗仁（各一兩）　炙甘草　遠志肉（甘草汁浸去心晒乾各一兩）　真天竺黄（另研水飛）　硃砂（另研如法各五錢）　臍帶（新瓦上炙焦存性另研細三條）　天麻　煨　滑石末（各一兩）　如有紫河車加一具（火烘乾研細尤妙）

右天竺黄硃砂臍帶另研研外餘篩極細末然後加入另研三味再研和令極匀用鈎藤濃汁四兩和煉蜜半觔搗和前藥每丸重一錢二分饑時臨卧以燈心薄荷湯調化服日可與二三服或以鈎藤煎濃化藥更佳○如治急驚本方去臍帶河車人參加白殭蠶（炙六錢）全蝎（六錢）

牛黃一錢二分　琥珀一錢　膽星八錢　麝香三分

治胎癰　家弟患此服之神驗

人參二錢虛甚癖久若加至一兩止　白芍藥二錢酒炒　廣陳皮二錢　鱉甲醋炙二錢　麥門冬三錢　厚朴二錢　青皮七分醋炒　川山查肉三錢　水二鍾煎八分溫服○脾胃不佳加川黃連一錢五分薑汁炒　真藿香五分　白荳蔻二分去殼　橘皮五分　竹葉十片　白茯苓一錢

治小兒癇症或驚風不止者左芳幼患此症久服之效

天竺黃五錢　酸棗仁二兩　麥門冬二兩去心　人參一兩　明天麻五錢　天門冬一兩去心　白茯神一兩五錢　橘紅七錢　遠志肉甘草汁煮去骨一兩　白芍藥酒浸晒　鉤藤五錢　細末煉蜜和丸如彈子大水飛

極細硃砂爲衣每服一丸燈心湯或龍眼湯化下又一方加紫河車一具洗淨煮爛或焙乾爲末入前藥中

肥積散　宋二懐傳累試神効

治兒乳食不節過飽傷脾面黃腹大小便濁如米泔大便黃泄酸臭皮毛枯索甚而雙目羞明生翳形骸骨立夜熱晝涼等證並用此方主之

厚朴去皮切片薑汁炒熟淨末一兩　廣陳皮去白淨末八錢　粉甘草去皮炙七錢半

真蘆薈明如漆者如臘淨末七錢　蕪荑真孔林大而多白衣者佳去白衣微淨末五錢　青

黛取頭料舖中浮碎花青淘淨研二錢百草霜取山庄人家鍋底煤二錢五分旋覆花淨末一錢五分勻和成劑小兒每一歲用藥一分燈心湯空心調服服後病愈再用肥兒丸調理如脾氣未實用啟脾丸或大健脾丸如痹氣未盡用陳皮一兩白木香二錢白茯苓五錢加平胃散三錢為末陳米湯調下

肥兒丸

人參三錢胡黃一兩史君子肉一兩白芍藥一兩橘紅八錢黃連一兩甘草五錢紅麯七錢麥芽七錢砂仁五錢白茯苓一兩山查肉七錢滑石一兩蓮肉二兩扁荳一兩青黛一兩煉蜜丸彈子大每服一丸空心白湯化下

治疳瀉痢見紅白積者
用前散子加黄連（薑汁七炒）肉荳蔻二味燈心湯少入熟
蜜調服
治食積成疳
用前散子砂仁湯調服　四方俱宋上一儒傳
治小兒疳症脣白或紫腹大面黄髮乾上揹
施季泉有丸藥如龍眼大納豬肝內白酒煮之止食
肝一劑而愈其丸取出尚可抹人方不傳兒輩累試
之奇驗價亦廉
治疳服

生雞肝一具不拘大小雌雄二三歲者只用半具外去衣內去筋膜研極細如麵入痱積散若干調極勻加熱白酒厚薄相和隔湯頓極熱空心服或用甜酒少加熱白湯調服至眼開翳散乃止

又方

白芙蓉花陰乾三四錢聽用 另以不油不蛀肉荳蔻裹煨一枚楊真胡黃連五分共細末將赤雄雞軟肝去筋膜入煎藥末同研極細丸如龍眼核大白酒隔湯煮熟空心與兒吃其藥約分三分如兒小可再分作四分兒大者可一二次頓服立驗

治小兒走馬牙疳百驗方

冰片三分 黃連不犯鐵 括蔞爲末 紅棗子煅存性研細 黃蘗蘭鬚煅存性研各五錢 明礬一錢五分煅過研 瓦蟲要存星者尤佳煅過存性研二錢五分 各末和勻再碾達吹數次立效吹藥時先以米泔漱淨吹藥後仍以米泔漱淨㊸

又將夜壺底內積垢取出燒灰存性研極細敷牙根腫爛處立愈㊹

又將蝸牛連殼煅灰存性研極細末吹患處立愈

右二方俱施季泉傳

治小兒心口疼 仲淳定㊺

牽牛炒八錢 白木香三錢 檳榔一兩 紅麯炒一兩 甘草炙三錢

橘紅八錢 綠礬火煅紅以米醋淬入另研如麪四錢 細末粉糊和丸如梧子大每四錢白湯吞終身不可食蕎麥

存之幼郎病内傷大小便俱血諸醫競用紅花桃仁病愈甚仲淳曰桃仁之類疏其瘀也血且行奈何又重傷之傷則補之而已以生地黄四錢川續斷及杜仲牛膝等飲之稍平而腹痛不已仲淳曰是在内經強者氣盛則愈弱者着而成病加人參二錢一劑而愈

川埠張氏兒十歲自幼心痛得于母氣不時發者發時飲食不進呻吟反覆二叫川仲淳疏方藥入口即

止

檳榔一錢 黑丑一錢 木香五分 使君子二錢 橘紅二錢 白茯苓一錢 白芍藥二錢 旋覆花二錢 猪苓一錢五分

義興楊純父幼兒病寒熱，勢甚棘，諸醫以爲傷寒治，藥之不効。仲淳曰：此必内傷。純父不信，徧詢乳媪及左右，僉不知所以傷故。仲淳固問不已，偶一負薪者自外至，闖而詗門，曩見郎君攀竹梢爲戲，梢折墜地，傷或坐此乎？仲淳曰：信矣。投以活血導滯之劑，數服而起。仲淳嘗言古人先望聞問而後切，良有深意，世人以多問嘲醫，醫者含糊診脉，以致兩誤，悲夫！

先醒斋笔记

猴疳方　此胎毒濕熱從肛門或陰囊邊紅暈
爛起漸至皮膚不結靨不治必爛死
生薑四兩 鰻魚一觔 共煮爛取濃汁塗之次用貝母灰存
性二錢五分 牛黃 氷片各一錢 共研細末敷之如復發用
綿花油一觔 大楓子肉 蛇床子 乳香 沒藥各錢共四
青黛一兩 五味研細浸油內青布蓋口以青錢壓十六日
日後以鵝翎蘸油塗之再用鰻骨灰一兩 牛黃 氷片
各少許 共爲末敷之愈
兒服末藥
人中白煅 胡黃連 青黛各八分 五 辰砂三分 甘草二分 人參

一三三

一分　共爲末蜜調服之

乳母服藥

當歸　黄連　金銀花　桔梗　連翹　川芎　甘草　山梔　薄荷各等分　水煎服　以上三方馬銘鞠傳

張⑯氏子爲幼時患瘧，瘧瘥嗜食，易饑，腹如蜘蛛，過數日一⑰瀉，瀉則無度，面目黧黑，指節中亦幾無剩肉矣。其母亦病，診脉緊數，骨蒸勞熱，大渴引飲，淋閉，自産後已然。馬銘鞠曰：兒病實母病也。用麥門冬、枇杷葉、懷生地、白芍藥、青蒿、鱉甲之屬，以治母，用乾蟾爲君，加犀角、羚羊角、白芙蓉花、牛黄，每用分許，日入雞肝内飯上蒸服以治兒再用滑石白扁豆白茯苓車前子山査肉五穀蟲等分為末拌人乳晒乾七次略入砂仁末陳米湯丸弹子大日進兩丸不二十日子母俱無二方絕無藥氣故兒喜喫之

華叔蟾乃郎慢脾風五六日愈愈而三四日郎發熱飲食連浴兩宵復發壅沉迷面目俱浮胸腹腫滿一吐乳食不進角弓反張二便交秘有欲進以牛黃抱者馬銘鞫口下咽死矣此病後虛證也然參且勿用

用麥門冬三錢　枇杷葉三片　貝母二錢五分　桑白皮一錢五分　杏仁一錢　藿香一錢　新鮮大糖球一枚　蒼朮三次八分用人乳汁炒　橘紅一錢

二分加燈心煎臨服入薑汁逾時小便隨利腹即寬而諸證悉退盡劑竟愈以此此知嬰兒病後不可不慎即此兒半年後下午連食冷鴨子二枚午間又縱恣飲食更餘病發上不吐下不瀉胸腹脹滿目閉氣喘身熱按其胸腹則雙手來護馬曰食也鴨子黃閉氣得水則化今尚在胃口急索大棗數枚煎湯入砂仁錢許以通其氣兒渴頻飲碗許氣漸通目開手足亦漸流動再煎飲之夜半吐瀉交作次日勿藥而愈

萬中丞涵臺患痰證合琥珀丸不用棄去馬銘鞠曰此幼科絕勝藥也開緘而琥珀清香之氣觸鼻入腦

光瑩可愛取之凡遇慢驚所投神驗兼治小兒一切虛證如葬虛舟五郎卮甚善哭週歲中每哭即氣絕絕而甦一飯時許矣至三歲外其病日深哭而絕絕而甦甚至經時初或一月一發半月一發後則頻發有日再發者投以此藥人參圓眼湯下數丸遂瘥

琥珀丸方

琥珀三錢 天竺黃二錢 人參三錢 茯神二錢 粉甘草三錢 硃砂一錢五分 山藥一兩 胆星二錢 蓮肉三錢 煉蜜丸硃砂爲衣每服一錢

從妹患泄後虛弱腹脹不食季父延諸醫療之予偶

問疾見其用二陳湯及枳殼山查等味予曰請一看病者見其向卧內耶兩手置一處不復動曰元氣虛甚矣法宜用理中湯恐食積未盡進以人參三錢橘紅二錢加薑汁竹瀝數匙夜半思粥神思頓活季父大喜盡謝諸醫再以六君子湯加山查肉砂仁麥門冬調理之數劑立起即鄭黃門子婦也

稀痘神方

金銀花為末糖調不住服有効 顧驤宇傳

又方 江右朱以功傳神方也

赤豆小赤豆 黑豆 菉豆 粉草各一兩 為細末用竹筒

削去皮兩頭留節一頭鑿一孔以藥末入筒中用杉木砧塞緊黃蠟封固外以小繩繫之投入臘月厠中滿一月取出洗净風乾每藥一兩配臘月梅花片三錢和勻若得雪中梅花片落地者不着人手以針刺取者更妙如急用入紙封套內略烘即乾兒大者用一錢小者用五分俱以霜後絲瓜藤上小藤絲煎湯調空腹服湯宜多服服後忌葷腥十二日解出黑糞爲驗一次可稀三次不出每年服一次

又方　婁江王相公傳甚効

兎絲子半觔好酒浸二宿煮乾去皮　黑玄參四兩　爲極細末煉蜜丸

如彈子大每空心白湯調化一丸日二次
又方加生地黄 麥門冬各四兩 犀角末一兩
又方
兎腦不去骨兎肚不去糞 瑣瑣葡萄五錢 白葡萄五錢 共
炙為丸每一錢白湯下此倪少芝方
又方 丁見源比部傳
用白牛虱數百枚焙燥和糖令兒服之服數次有紅
點發出此毒解之候也不効再服先頭面次心坎次
腰肚次四肢以漸見點痘必稀白牛惟亦比多虱藏
牛耳中不多得須多服方効

先醒斋笔记

痘症有二一曰血熱毒盛一曰氣虚毒盛氣虚者可
以徐補血熱毒盛者勢必亟一發熱便口渴面赤氣
喘狂躁譫語此其證也一見點即宜凉血解毒急磨
犀角汁多飲之十可療四五稍遲難救矣又行血熱
兼氣虚者初發先服凉血解毒之劑五六朝後可以
徐徐補氣助漿唯初時不早凉血則毒不解毒不解
延至六七朝勢必以參耆助漿漿必不來反滋毒火
又有血熱毒盛似氣虚者初熱放點神思昏亂足冷
痘色白如水寒唯有唇腫口渴辨其火症顯者反以
氣虚治之十無一生孫生東宿療鄭黄門子血熱毒

盛初起急以犀角地黄湯療之不効至用白芍藥八錢一泄毒解餘痡收功家弟玄箸一發熱即譫語昏僵齒黑痘欲出不出醫者以爲發斑傷寒也延仲淳施季泉不至予曰事急矣以生地八錢白芍藥五錢黄芩黄連各二錢稍加發藥日三劑勢稍定痘漸次出醫者曰爾時宜發痘柰何以涼劑遏之予曰解毒即所以發也未幾季泉至以予言爲然第減地黄芍藥之半復於劫藥中兼清涼之劑九十劑漿足卒傷一目仲淳曰使予之言盡行則目亦可不耿矣靨後方大便此真血熱症也

⑱

松江黃綺雲療徐氏兒痘兒幼遇冬月痘不起熾炭圍爐抱兒火邊以酒漿抱火火氣熏兒痘立起

又有痘而腰痛者一醫以人參蘆三兩煎湯飲之一吐痘起痛尋解叩其故曰毒在下部提之則上升而毒散矣大抵痘家利吐吐中便有散毒之義

施季泉曰凡成婚或破陽後出痘而腰痛者可療童子而腰痛是先天之水不足也不治驚痘易治者以毒由心經出故輕非因恐嚇成驚反易治也其言甚有味故存之施君諱一中住良渚去杭州塘棲二十五里

一小兒初痘血熱甚黃綺雲用懷生地三兩濃煎頻飲

其痘紫色立轉紅

臧玉涵次郎年十六因新婚兼酒食忽感痘諸醫以爲不可治施季泉至八日發清寒戰咬牙譫語神思恍惚諸醫皆欲以保元湯大劑補之季泉以爲不然改用犀角地黄湯得脫痂後忽嘔吐大便燥結淹延一年群醫束手告急仲淳仲淳視其舌多裂文曰必當時未曾解陽明之熱故有是症命以石膏一兩人參一兩麥門冬五錢枇杷葉橘紅竹瀝童便爲佐一劑即安再進二劑再間卽冷物隔定父母俱謂必斃仲淳曰不妨當以參湯投之服兩許即思粥食晚得大便鳳

疾頓瘳

治痘喘

取白花地丁以水煎服止喘甚神

治火痘毒盛遇火令　施季泉傳

白花地丁濾汁和淡白酒漿少許服之立解

治痘泄

長兒痘初熱即泄日十數行見痘泄不止時醫以脾胃藥止之愈甚施季泉曰是在不治予強之曰止泄不難發熱中加黃連二錢黃芩一錢一劑泄止予喜甚施君曰非也毒火太熾故泄初泄時即以解利藥乘勢

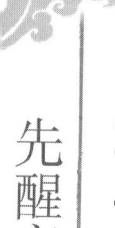

導之或可望生今遲矣過四日卽欲解毒無及矣坐視七月死

臧玉涵幼兒甫半週身熱一日卽見痘郡有專門知名者延治之云樹小花多頂平脚塌根窠薄百死一生之症也五朝固辭去藥以保元湯爲主擬六朝多用人參加附子疑慮間施季泉忽至曰此險症且誠云必發痒異常須看守嚴密藥用凉劑與前治大別七朝大發痒作瀉一日夜二十餘行或藥水或乳或湯飲俱傾注不變色舉家謂必無幸矣季泉怡然自若因強之用參必不許藥內加炒黑黃連瀉止十三

朝復發痒口渴唇燥舌生白胎又加炒黃連白胎去
到底不用參十九朝季泉别又誡曰慎防痘疔口瘡
疔之發也必在腦後枕骨間當以收口膏藥貼之禁
用摻藥口瘡惟君家人中白散爲妙不數日發疔口
生症如其言治之輒効季泉口授一家傳秘方治痘
後餘毒如神
人參　白茯苓　金銀花　犀角（各三錢）　甘草（一錢五分）　羚
羊角（一錢）　珍珠（八分）　蜜丸每服一錢日二服
一小兒痘泄諸醫以升澁之劑投之不効黃綺雲至
以白芍藥約三兩餘酒炒一劑卽止此脾虛有熱故

也

○治痘虛寒將行漿時作泄用（若係火熱泄者不可用）

蓮肉（炒去心）一味爲末每末一兩加雲南點片五分研勻兒大者用末五分兒小者三分白湯調下立止虛癢或虛煩躁不止亦如之

于中父長郎痘患血熱兼氣虛先服解毒藥後毒盡作泄日數次不止痘平陷矣仲淳以真鴉片（五厘）加炒蓮肉末（五分）米飲調飲之泄立止王宇泰繼以人參（二兩）黃芪（三兩）鹿茸（二錢）煎服補其元氣漿頓足盖以先服解毒藥已多無餘毒矣故可補而無餘證

先醒斋笔记

存之孫女痘後泄以鴉片如法飲之不止仲淳更以糯米蓮肉作糜一甌立愈

一老醫有孫痘已脫痂少腹脹小水不通衆醫以爲痘後餘毒以利水解毒藥投之愈脹老醫忽悟曰痘後無實證土堅則水清脾虛下陷故也用後方一服立効

人參一兩 大棗五枚 水薑五片

治痘後脾虛作泄老人患此更効

黃耆四兩 人參四兩 肉豆蔻二兩 五味子四兩 山茱萸肉四兩 蓮肉六兩 白扁豆四兩 白朮三兩 爲細末棗肉搗膏和丸如彈

于天餅叩一丸遍湯磨化下
一小兒瘧已脫漸羸[illegible]他醫一醫視其[illegible]神佛
白日不可爲已愈過日亡
治瘧漸難脫[illegible]
人參[illegible]白芍藥[illegible]甘草[illegible]麥門冬[illegible]五味
子[illegible]懷生地[illegible]金銀花[illegible]水煎饑時服
瘧毒引元氣非信者不可外治大忌圖數藥截之
瘧疾神效方
雄黄牛膽汁入燒灰存性為末每一錢加冰片一分研細
吹鼻瘧止愈

先醒齋筆記

治痘後翻瘢不拘上下部腫爛淋漓者俱効

象牙末三錢　真珠末二錢　白殭蠶二錢炒　孩兒茶一錢五分　爲極細末以濟寧臙脂調敷毒水如注漸漸收口

防痘傷目方　吳季泉傳自王府

雌雄檳榔二枚并枚用清水粗碗上磨一百轉隨將痘兒目閉者以口津潤開用鴨毛蘸檳榔水拖眼稍三四次其痘痂即落永不傷目

又方

用真濟寧臙脂塗眼眶週遭三四次永不傷目試之累驗

治痘後病目兼治血熱病目而脾胃壯實者

天門冬四兩 麥門冬四兩 枸杞子四兩 川芎一兩 生地黃八兩 五
味子二兩五錢 甘菊花三兩 玄參三兩 地骨皮二兩 白蒺藜炒去刺五
兩 穀精草三兩 木賊草三兩 密蒙花二兩 草決明二兩 女貞實
同黑豆九蒸九曬六兩 槐角四兩 羚羊角三兩 蜜丸

深溪一女子痘後目痛上白膜不見物服二十
劑全愈 仲淳立

穀精草二錢 草決明炒研一錢五分 川黃連酒炒一錢五分 懷生地二錢
川芎八分 甘草六分 白蒺藜炒研一錢 柴胡七分 甘菊花二錢 石菖
蒲一錢 木賊草一錢五分 玄參一錢五分 連翹一錢 麥門冬二錢

先醒斋笔记

痧疹論并治法

痧疹者手太陰肺足陽明胃二經之火熱發而爲病者也小兒居多大人亦時有之殆時氣瘟疫之類歟其證類多咳嗽多嚏眼中如淚多泄瀉多痰多熱多渴多煩悶甚則躁亂咽痛唇焦神昏是其候也治法當以清涼發散爲主藥用辛寒甘寒苦寒以升發之惟忌酸收最宜辛散誤施溫補禍不旋踵辛散如荊芥穗乾葛西河柳石膏麻黃鼠粘子清涼如玄參栝樓根薄荷竹葉青黛甘寒如麥門冬生甘草蔗漿苦寒如黃芩黃連黃柏貝母連翹皆應用之藥也量證

輕重制劑大小中病則已毋太過焉

痧疹續論

痧疹乃肺胃熱邪所致初發時必咳嗽宜清熱透毒不得止嗽痧後咳嗽但用貝母桔梗甘草麥門冬[illegible]玄參薄荷以清餘熱消痰壅則自愈慎勿用五味子等收斂之劑多喘喘者熱邪壅於肺故也慎勿用定喘藥惟應大劑竹葉石膏湯加西河柳兩許玄參薄荷各一錢如冬天寒甚痧毒為其寒鬱于內不得透出者加[illegible]酒炒[illegible]一劑立止凡熱勢盛者即用白虎湯加西河柳忌用升麻服之必喘多泄瀉慎

勿止瀉惟用黃連升麻乾葛甘草則瀉自止痧家不忌瀉瀉則陽明之邪熱得解是亦表裏分消之義也痧後泄瀉及便膿血皆由熱邪內陷故也大忌止澁惟宜升散仍用升麻乾葛白芍藥甘草白扁豆黃連便膿血則加滑石末必自愈痧後牙疳最危外用雄黃牛糞尖煅存性研極細加真片腦一分研勻吹之內用連翹荆芥穗玄參乾葛升麻黃連甘草生地黃水煎加生犀角汁二三十匙調服緩則不可救藥痧後元氣不復脾胃虛弱宜用白芍藥炙甘草為君蓮肉白扁豆山藥青黛麥門冬龍眼肉為臣多服必漸

強慎勿輕用參术痧後生瘡不已餘熱未盡故也宜用金銀花連翹荆芥穗玄參甘草懷生地鱉虱胡麻黄連木通濃煎飲之良

痧疹不宜依證施治惟當治本本者手太陰足陽明二經之邪熱也解其邪熱則諸證自退矣

治痧疹發不出喘嗽煩悶躁亂

西河柳葉風乾爲細末水調四錢頓服立定此神秘方也砂糖調服亦可治疹後痢去歲錢鞠救吳少海子及其姪湯水不入矣遂口强灌之而生今歲張守爲長郎初婚亦危矣治之亦愈皆仲淳法也

又方　仲淳立

蟬蛻一錢　鼠黏子一錢五分炒研　荊芥穗一錢　玄參二錢　甘草一錢　麥門冬三錢去心　乾葛一錢五分　薄荷葉一錢　知母一錢蜜炙　西湖柳五錢　竹葉三十片　甚者加石膏五錢　冬米一撮　又方加三黃

賀知忍少子病疹瘄，家人不知，尚以肉飯與之。仲淳適至，驚曰：此疹證之極重者，何易視之？遽以西河柳兩許，雜以玄參三錢，知母五錢，貝母三錢，麥門冬一兩許，石膏一兩半，竹葉七十二片，一劑而疹盡現，遍體皆赤；連進四劑，薄暮矣。知忍曰：兒今無恙乎？仲淳曰：疹雖出盡，煩躁不止，尚不可保，所以石膏三兩，知母一兩，麥門冬三兩，加黃芩

黃連 黃柏各錢五 西河柳一兩 竹葉二百片 濃煎飲之煩躁遂定而瘥

冬月痧疹因寒不得發透喘渴悶亂煩躁不定用麻黃去節湯泡過以蜜酒拌炒加一錢或七八分于治疹藥中一服立透藥用乾葛麥門冬貝母前胡荊芥玄參西河柳甘草知母

治痧後下積滯 仲淳立

川黃連酒炒一兩 升麻七分 乾葛八錢 甘草四錢 黃芩八錢 白芍藥酒炒八錢 滑石一兩如法 懷山藥粉和丸白湯吞三五錢

治痧後口瘡

雄黄牛黄尖一箇火煅過研細　明礬五分　氷片一分五厘　皮硝一錢五
白硼砂三錢　銅青三分能作痛可去之　研細以鵝翎管吹入患處

治痧後瘡　仲淳立

鱉甲如法二錢　山查肉三錢　橘紅二錢五分　貝母三錢　竹葉五十片
炙甘草七分　麥門冬去心三錢　知母一錢二分　白茯苓二錢　乾葛一錢五分　柴胡一錢　○如不渴去知母渴甚加石膏五錢

附海上方

用南天竺煎湯飲治小兒瘧症神効　馮權奇傳

治蛔結丸方

胡黃連八錢　白芍藥一兩五錢　檳榔八錢　粉草五錢　廣陳皮二兩

肉荳蔻不油不蛀者五錢　史君子　爲細末白糖調服

先醒斋笔记

毋

打疔一切腫毒神方　仲淳立屢試神驗

生甘菊連根兩斤　紫花地丁五錢　甘草一錢　木通三錢　鼠黏子炒研

一五錢　白芷　葉根一錢　貝母三錢　金銀花五錢　白芷一錢五分　懷生

地二錢　白芨三錢　連翹五錢　加五爪龍一斤搗汁　即先用夏枯

草上六兩河水六碗煎三大碗去渣入前藥煎一碗不

拘時服　潰後加鹽水炒黃芪五錢　麥門冬五錢　五味子一錢

祕傳治癰疽訣

凡未發疽大熱作渴及愈後作渴大小便秘濇昏作

嘔不食不知痛全犯者不治腰痛者不治清便自調神思清爽能食知痛不嘔夜能睡不發熱易治

癰疽發熱作渴不知痛用黃芪 君 麥門冬 上 五味 中 甘草 下 煎湯服大小便秘用大黃下之毒氣攻心神昏作嘔不食用護心托裏散菉豆粉 上 硃砂 中 乳香 下 俱爲極細末和勻每服三錢白滾湯下

圍陰症瘡湯 外勢平而不起色黑黯其痛沉在肉裏者用此

紅藥子 四兩 白芨 一兩五錢 白蘞 一兩五錢 乳香 六錢 沒藥 六錢 硃砂 三錢 雄黃 二錢 麝香 一錢 冰片 一錢 黑狗下頦 一個煅存性 豌豆粉 一兩

各另研爲極細末和勻以腊蜜調放門閫以極滾

熱醋蘸潤兼可服　外勢高腫散大色紅甚者帶紫似

圍陽症瘡瘍　發亮鮮明發熱大小便不利用此

大同減⑲　以桑皮綿紙灰湯淋下十分　加桑灰淋汁三分　下硃砂　雄

黃　乳香　沒藥　氷片　白芨　白斂　蟾酥俱中

麝香　牛黃俱下　明礬上　五倍子　大黃上上　各藥另

研為細末待汁冷和勻入上好小口磁器罐中口上

用鉛套套上外以黃蠟封好令固密聽用

灸癧痕藥餅

夜明砂五錢　月經布灰存性一錢　麝香三分　氷片三分　乳香一錢　沒

藥一錢　明礬研細一錢五分　雄黃一錢　蕎麥麵拌勻做薄餅放宜

頭上加大炷艾火灸之先令病者吃些〻米飲及托裏
等湯藥每灸至百壯痛者灸至不痛不痛者灸至痛
但得一爆其瘡立愈元氣弱者停一會再灸鎮日夜
灸方好
治發背及腫毒圍藥
麻黄（一分五錢研細）五倍子末二兩米醋調敷圍
治發背神方
一法單用敗龜板一味去肋塗黄蠟炙透內服外敷
鷄山保安寺僧秘訣也有奇效　馬銘鞠傳
又方

血竭一錢 雄黃一錢 沒藥五分 麝香五分 研細末用綿紙爲燃長一尺二寸將藥四五分以真麻油潤燃着烰頭令病人避風處端坐執燃者離瘡四五分自外而内徐徐照之瘡上微微覺熱即心神快爽不可太過恐傷好肉初用三條每日加一條漸加七條勢消每日減一條直燻至紅腫消盡爲度可貼太乙膏加琥珀燻一次隨用敷藥日日如此燻時將猪蹄湯掠去油用新羊毛筆潤湯將敷藥洗淨始燻燻罷用後敷藥車前子連根 茅莓草 金銀花 五爪龍俱用鮮者 各等分搗爛加多年陳小粉調敷四圍紅腫處中留一孔恐

先醒斋笔记

出膿如瘡口大用菊葉滾水泡批開去內涎水拍熱貼之如瘡口久不合恐流膿水再以藥敷之

太乙膏方

玄參　白芷　生地　甘草　當歸　血餘多　大黃多

治背毒初起由於鬱者遠志一味可治

遠志肉甘草汁煮去骨五錢　甘草一錢五分　甘菊花葉鮮者一兩　貝母三錢

鮮忍冬藤五錢　紫花地丁鮮五錢　連翹一錢　白芨三錢

托裏透毒散

綿黃芪鹽水炒三錢或五錢或八錢或一兩　甘草節水炙二錢可加至四五錢　赤芍藥一錢　金銀花三錢　茜草江西出細如鬚心者佳三錢　何首烏鮮者五錢　真

白殭蠶六分炙研 白芨二錢五分 皂角刺一錢 貝母一錢去心 括蔞根三錢 穿山甲一錢土炒研 鼠黏子一錢炒研 蟬蛻一錢去翅足 先用夏枯草五兩河水五大碗煎三碗入前藥同煎至一碗不拘時服陰症去後五味加人參三錢麥門冬五錢

潰後服藥

人參三錢 麥門冬五錢 綿黃芪五錢蜜炙或一兩 甘草二錢炙 五宗子一錢蜜蒸 白芍藥三錢酒炒 金銀花三錢 山藥三錢炒 水二鍾煎一鍾難得收口加肉桂胃氣弱加生薑三五片 大棗三枚

癰疽潰瘍忌术腫瘍忌當歸

替針散

蠒殼一個煆存性爲末酒調下不可多服

去爛肉方

用巴豆炒烟起焦黑爲度碾極細末敷上去舊生新

長肉方

用無人見處自死竹鮮萊油燒滴下油用磁碟盛之搽上即生肉神驗

護膜礬蠟丸

白礬明亮者一兩　黄蠟一兩熔化提起待稍冷入礬末不住手攪勻加蜜五六錢和勻　衆手丸如梧子大蠟冷不能丸以滾湯燉之便軟硃砂爲衣每二十丸漸加至三四十丸白湯或酒吞此藥

護膜防毒氣内攻未破即内消已破即便合一日之中服百粒方有功終始服過半觔必萬全瘡愈後服之尤佳

又方

白礬生研末四兩 真黄蠟二兩 加煉蜜七八錢硃砂研如飛麵水飛如法六錢攪勻急須衆手爲丸如梧子大每四錢白湯吞

治癰疽對口疔瘡發背一切無名惡腫毒方名無敵大將軍

桑柴灰將柴另燒取其炭火置一大缸内待其自化成白灰取一斗綿紙濾入魚籮内清滚水淋

下汁傾缸盛貯淋至汁味不苦澁鹹則止 將汁入鍋銚中重湯燉濃如稀糊爲度 茄桿燒灰
淋製如前 法用一斗 礦灰（即石灰須紫燒者佳 一斗淋汁如前法） 三味熬調和匀
名三仙膏亦可點癰疽之稍輕者再和城水熬膏一
兩加入後開細藥則成全方每三仙膏五兩真正自
收蟾酥（二錢五分 酒化令勻）梅花冰片（二錢）真正牛黃（一錢）珍珠（二錢）
（三味俱研如飛麪）透明雄黃（一錢）明礬（三錢）硃砂（一錢五分）白硼砂（二錢）
八味另研如飛麪方妙真麝香須用當門子（即麝香最上乘）
（各一錢 礦丁）銅青（一錢五分）硇砂（二分 去石）火硝（三錢）輕粉（二錢）乳香（二錢）
（勻碎入乳 浸爛研勻）沒藥（一錢五分 製法同前）各藥碾細末和勻再碾數
千下將前膏加入攪得極勻入磁罐內罐須小口者

妙以烏金紙塞口封以好黃蠟勿令一毫氣走每遇毒取少許塗其頂乾則以米醋和蜜少許潤之其毒黑血或毒水爆出即時鬆解切忌不可着在好肉上或用蕎麥麵調若係疔瘡加鐵鏽黃一分研如麵和入多塗其正頂信宿其根爛出內服紫金錠一錠須內府者方効若係癰疽等症則服蠟礬丸及托裏解毒之劑此藥有奪命之功難以盡述倘一時無許多好藥則製半料亦救人無筭矣

治疔丸

蟾酥三錢 冰片一錢 麝香七分 真白殭蠶一錢五分 明礬三錢 牛黃

一錢硃砂一錢五分黃白占溶成油須令軟冷定加前藥末和丸如麻子大每七分葱頭白酒吞下取汗汗後即以半枝蓮爲君蓮翹上赤芍藥甘草白芷白蘞金銀花俱中紫花地丁五錢生甘菊二兩河水二鍾煎一鍾下大黃隨病勢加之一滚即起服後必行然須察病人胃氣壯者可用行後方用敗毒托裏之藥調埋之可不死矣大抵治疔毒在急急則毒氣未走者走黃多不可治走黃後發狂咬人便能發疔汗下時其穢氣觸人亦能發疔宜謹避之看瘡揚疔毒須飲酒以麻油塗鼻

治疔膏　金太初傳神驗

以透明松香瀝青各五錢　麻子肉二錢如冬季加五分　三味大青不上以鐵鎚細鎚至前藥粘在鎚上扯起如清水一般爲度又加飛丹一錢再鎚數百下取收小磁杯内如遇初起疔毒以新青布照疔瘡一般大小攤膏藥貼之痛即止少頃毒水漸漸流盡疔根如燈心一條拔出仍用原舊膏貼上至重者再換一膏藥全痊矣

攤膏藥小磁杯滿湯熔化竹筋攤膏約一文錢厚

疔毒神驗方

用陳年露天鐵鏽碾如飛麵將金銀簪脚挑破毒處

外[illegible]
一孔細鐵鑷夾于內仍將皮蓋好少頃黑水流盡中
有白絲如細線慢慢抽盡此疔根也盡即立愈
又方用甘菊花連根葉搗汁以酒下之立消
顧聖符幼弟患鬚疔醫者先用火針圍藥腫脹至目
與鼻俱隱入肉牙關緊急馬銘鞠用患者耳垢齒垢
刮手足指甲屑和勻如豆大放茶匙內燈火上炙少
頃取作丸令洗净圍藥將銀簪挑開疔頭抹入外用
綿紙一層津濕覆之痛立止半日腫半消目可開次
日服仙方活命飲二劑愈此法兼可治紅絲疔長洲
華佗治指節間患之得此而痊又云可治白面疔未

試過此方傳自道人

西傳王伯欽内人左耳患疔時方孕仲淳先以白藥子末雞子清調塗腹上護胎次以夏枯草甘菊貝母忍冬地丁之屬大劑飲之一服痛止疔立拔胎亦無恙白藥子療馬病者也

治耳邊發腫連太陽腮齒俱痛不可忍

大黄一兩 青木香三錢 姜黄三錢 檳榔二錢 爲末醋蜜調勻貼患處中留一孔出氣

治乳鵝

芒硝研細一錢五分 膽礬八分 雄黄八分 明礬八分 俱研細和勻吹

之

入喉中

又方

用蛤蚆草即土牛膝紫梗者效搗汁灌鼻內，右蛾灌左鼻內，左蛾灌右，一吐而愈。或急不及搗，以針或蘆箸刺喉，令出黑血，復以延胡加烏梅少許搗爛，取亂髮裹箸上，塗刷藥擦患處，去其風痰則愈矣。延胡不能卒辦者，用時取製。磁瓶內封固，久而不壞。

纏喉風方[illegible]蔡黃倬洲試過有驗

明礬一錢　巴豆七粒去殼　溶礬入巴豆，燒至礬枯，去巴豆，研細，吹入喉中，流出熱涎立開。

治喉癬內熱

貝母（去心，三錢） 鼠黏子（酒炒研，二錢） 玄參（二錢） 射干（二錢，不辣者是） 甘草（一錢五分） 栝蔞根（二錢） 懷生地（三錢） 白殭蠶（一錢，畧炒研） 連翹（一錢） 竹葉（三十片） 水二鍾，煎八分，饑時服。

倪仰昭患喉癬，邑中治喉者遍矣，喉漸漸腐去，飲食用粉麵之爛者，必仰口而咽，每咽泣數行下。馬銘鞠曰：此非風火毒也，若少年曾患霉瘡乎？曰：未也。父母曾患黴[52]瘡乎？曰：然，愈三年而得我。銘鞠以爲此必誤服升藥之故。凡患此瘡者，中寒涼輕粉之毒，毒發于身；升藥之毒，毒發于愈後所生子女。毒深者且延及于孫若甥備不以治結毒之法治之必死以甘桔湯爲君少入山豆根草龍胆射干荊芥用土茯苓半觔濃煎送下牛黃二分半月而痊竟不用吹藥既而詢之云父毋病時果服丸藥而痊痊後會口碎非昇藥而何今醫家恬然用之不曉其中毒之深故特明其說

喉痺

雄黃　芒硝各一錢　研細⑤③入鵝毛管吹少許數吹立散但待其腫甚而吹爲妙

又方用半枝蓮搗汁吃⑤④立散其渣須藏于家中勿令

見風

吹喉方 治雙鵞單鵞神效

火硝一錢 官硼砂五分 片腦三分 雄黄一分 不鵞管蘆管銀管共可 研極細用竹管吹入 如或水片用亦可 燈吹前藥川三匙吹上喉即吐痰涎愈從鼻孔中吹入亦効

瘰癧丸方

貝母去心一兩 天花粉一兩 玄參一兩 甘草五錢 斑猫去足翅糯米炒五錢 肥皂去子蒸一斤每一肥皂去核入斑猫四個綁縛淨 取出去斑猫子肥皂皮筋淨用十兩 前藥爲末共搗如泥丸如梧子大每服一錢白滚湯吞服後腹疼勿慮此藥力追毒之故

又方

取過冬青（即荔枝草，正名大明精）五六枝同鯽魚入鍋煮熟去草及魚食汁數次即愈

朱文學鍼悲癖仲淳爲灸肩井肘尖兩穴各數壯而愈

治瘰癧（河燕窩仲淳試之有效）

眞芝麻油（二觔）胎髮（四兩，如無以童男髮洗淨代之）川山甲（五錢）白礬（飛過一兩）黃蠟（四兩）飛丹（兩）松香（六兩）蟶粉（五錢研）乳香 沒藥（各五錢另研）燕窩泥（朝北者二兩微炒）五靈脂（淘淨五錢）麝香（另研五錢）蜜陀僧（五錢）將川山甲五靈脂煎數沸下胎髮熬溶濾去渣

稱淨熟油二十四兩，仍入鍋內下白礬煎二三沸下黃蠟黃丹煎一沸下，松香官粉六兩再煎一沸下燕土如沉香色滴水成，珠住火方下乳香沒藥攪勻火須下輕粉桃柳枝攪溫可入手然後投麝香攪勻水浸去火毒七日用貼瘰癧未破者軟巳潰者乾內服夏枯草湯

夏枯草湯

金銀花五錢 夏枯草二兩 柴胡七分 貝母二錢 土茯苓二兩白色者 鼠黏子一錢微炒 黑胡麻仁二錢微炒 酸棗仁二錢 瓜蔞仁二錢 暑炒 陳皮一錢 皂角子一錢 白芍藥一錢酒炒 當歸身二錢 粉甘草

三七九

大酸棗仁二……一錢　荊芥穗一錢　連翹一錢五分　何首烏五錢　漏蘆二錢　水煎食後服

又方

夏枯草　蛇苗草　紫背天葵　紫花地丁　金銀花　九龍草或汁者汁或末者末俱要以好酒調服

又方　薄荷膏取氣治自（目）切等於

巴荳（磨炒黄色）以紙條（縣炒黑為之度紙黑色用）海藻一錢　昆布一錢炒

天南星（炒為（火）度）各二錢　升麻五分　天花粉五分　各為極細末以香油和成稀膏用文火熬候稍乾入巴荳下巴荳後略熬退火冬月加巴荳五錢　南星一錢　夏月減南星

五分加天花粉一錢

治熱癤　廖憲副夢衡傳

黄梅水將取新出蝦蟆黑而細者是置瓶内木蓋口泥封埋地下久化成清水取出蘸抹之兼可治疔疽

治對口癤試之神效

鮮茄蒂七個鮮何首烏輕重等分水二鍾煎八分一服出膿再服收口

又方

金銀花一兩净木槿樹根皮一兩切片酒水各一碗煎食後服面上疔加白芷一錢　蒲公英卽首下根和黄蜆打爛罨患

處以真麻布包之三日立愈

梁谿一女子頦下發一硬塊而不痛有似石癭

作淳疏方服十劑全消

貝母（去心一錢）連翹（二錢）鼠粘子（酒炒研一錢五分）括蔞根（一錢）金銀花（五錢）何首烏（去皮竹刀切片三錢）白芨（二錢）蒼耳子（研細一錢五分）生甘菊（五錢）青木香（一錢五分）紫花地丁（五錢）先用夏枯草（五兩）河水五碗煎至三碗去渣納前藥同煎至一碗

敷藥方

南星（三兩）海藻 昆布 檳榔 薑黃 白蘞 猪牙皂角（各一兩）細末醋調敷

粱谿一婦人生癤臂上服此半日立出血膿愈

連翹二錢　白芷二錢　甘菊一兩　紫花地丁五錢　白芨二錢　粉甘草三錢　金銀花五錢　生地三錢　地榆四錢　皂角刺一錢　括蔞根二錢　茜草三錢　鼠粘子一錢

治肺癰　馬銘鞠傳

其法用百年芥菜滷久窨地中者數匙立起此滷嘉興府城中大家多藏之目擊神效

又方

魚腥草水煮不住口食之治肺癰吐膿血神方也正名蕺草　兼治魚口

又方

金絲荷葉搗汁同生白酒數飲亦効

乳癖乳痛方 神驗

用活鯽魚一個 山藥一段如魚長 同搗汁敷乳上以紙蓋之

立愈

乳癖方 張玉屏署後江孟脩兄驗過

白芷一錢 雄鼠糞一錢 二種晒乾為末用好酒調服必多

飲取一醺睡而愈 雄鼠糞尖者是

又方

顧文學又善內人患左乳岩仲淳立一方夏枯草蒲

公英爲君金銀花漏蘆爲臣貝母橘葉甘菊花雄鼠糞連翹白芷紫花地丁山茨菰炙甘草瓜蔞茜根陳皮乳香沒藥爲佐使另用夏枯草煎濃汁丸之服觔許而消三年後右乳復患用舊存餘藥服之亦消後以此方治數人俱効

里中婦沈姓者患乳癧潰爛經年不見臟腑者一臘爾馬銘鞠用鼠糞三錢土楝樹子三錢經霜者佳川楝不用露蜂房一錢俱煅存性各取淨末和勻每服三錢酒下間兩日一服痛即止不數日膿盡收斂此方傳自江西聶糖客因治祝氏喉證得之

圍藥

白芨（研末）一兩 水調敷乳癖處候乾再以水潤二三次愈

會膿散 治腹中腫毒

川山甲（炙） 白殭蠶（炒去絲嘴） 白芷（各五錢） 大黃（二兩） 乳香 沒藥 五靈脂（各五錢） 為末每服五錢酒服膿從大便出 幼者用三錢

治腸癰 杜武（服之甚驗）

金銀花（五錢） 貝母（二錢） 皂角刺（一錢五分） 連翹（一錢五分） 川山甲（三錢） 赤芍藥（三錢） 白芷（一錢五分） 地榆（五錢） 甘草節（一錢） 當歸（二錢） 夏枯草（一兩煎汁和藥復煎） 鼠粘子（一錢五分） 紫花地丁（一兩） 生甘菊花

根二兩搗汁和藥内服

一人患腸癰傴僂痛不能伸有道人教以飲純黄犬血二碗和白酒服其人遂飲至四碗次日下膿血盡而瘳

治便毒仲淳親試之甚驗加穿山甲同患處者一斤土炒引經更妙

棉地榆四兩白酒三碗煎一碗空心服雖有膿者亦愈

又方

棉地榆四兩粉甘草一兩金銀花一兩白芷三錢皂角刺二錢五分水二鍾煎一鍾空心温服

治下疳

仲淳治數反下疳用黃栢官粉⑰膩粉⑱杏仁珠末冰片敷之無不愈者後去膩粉杏仁加黃芩更以小大薊地骨皮煎湯洗净敷之効更良

又方

蟬蛻七分 真白殭蠶紫蘇葉包蜜炙七個 杏仁七粒去皮尖 芭蕉根五錢搗爛 獨核肥皂仁七粒 雪裡紅一把打爛 上茯苓白色者去皮二兩 白蘚皮一錢 牛膝二錢 黃栢一錢 木通七分 皂莢核七粒 薏苡仁二錢 連翹一錢 漢防己酒浸六分 甘草節一錢 石斛二錢 柴胡六分 萆薢二錢 地骨皮一錢 水三大碗煎不拘時候則服日三服氣虛脾弱加蜜炙黃芪三錢 血虛加生地三錢

又極秘神方治一切極痛下疳仲淳屢用甚効

鮮小薊 鮮地骨皮各五兩 煎濃汁浸之不三四日即愈

治蛀疳服藥

珍珠生研細末 牛黃 冰片各一錢 真白殭蠶 皂角各二錢 滴乳石一兩研細 細末每服九厘土茯苓湯吞下以乾物壓之

蛀疳搽方

橄欖燒灰研細末搽上

治痔瘡出血過多東垣名黑地黃丸臧晉叔試之効

先醒斋笔记

生懷慶一觔酒洗淨用木煮連汁磨爲末手湯熬成膏聽用茅山蒼术一觔切片用眞麻油浸一日夜去油晒乾爲末北五味半觔晒乾爲末炒黑乾薑淨末八錢用黑棗肉半觔去皮入前藥搗丸空心白湯每服三錢

治痔瘡　歸安陳汝良傳

用荔枝草即天明精一名地菘煎湯洗仍以草手搓軟塞患處

治漏

鉛花四兩研如麵黃牛腮邊合扇骨二兩酥炙爲末雄猪前脚蹄二只酥炙爲末青黛二兩槐花二兩人中白五錢煅過將藥總置腸臓內用鐵油盞鹽泥封好置潮濕大米數粒于

盞上四面用火煆以米熟爲度取出研細煉蜜丸如梧子大每五錢空心下午各進一服淡鹽湯呑水白湯二杯以猪蹄下酒醋紫蘇畧吃些亦可

坐板瘡方　丁右武親驗有効

松香五錢研細雄黃一錢研細如濕癢加蒼术三錢各末和勻以綿紙包裹撚成紙撚二條臘月猪油浸透點火燒著取滴下油搽上立効

治臂癰

一人患臂癰用五爪龍連根擣汁酒濾服日進四五次膿從大便出未成膿者內消如有頭以渣敷上立

散治魚口極効

治下部火丹　馬銘鞠傳

用鸞砂山梔黄連黄芩黄蘗大黄寒水石共末水調敷上立効　切勿用芭蕉根

又方

川黄連末蜜和雞子清調敷　馬銘鞠云若遇抱頭火丹必砭去惡血方効每用此法治人其不肯砭者多誤事　予家兒輩試之甚驗

煎方

牛膝四錢　木瓜二錢　石斛三錢　生地五錢　連翹三錢　黄蘗二錢　甘草

一錢金銀花五錢地榆三錢甘草三錢赤芍藥二錢水煎服

治懸癰一名騎口癰生在陰囊後穀道前最毒之不早發爲癰則難治矣一作執之良方

大粉甘草觔一揀根劈作四片或二片用泉水二碗輪流蘸炙以水盡爲度切片河水十碗熬至一碗空腹服盡即愈　此孫真人方

談公武患跨馬癰外勢不旺毒內攻膿多瘡口甚小突出如指大一塊觸之痛不可忍多飲寒劑外敷涼藥毒內攻胃氣俱損絡脈盡去用藥洗淨瘡口但用一齊藥以護其膩用大劑黃芪山藥懷生地白芷牛膝米仁金銀花雜以健脾藥十餘劑膿盡再數劑肉

長突出者平矣後服六味丸餘許精神始復

江都尹來楚乃尊甃于腿灣其子九歲亦患之就醫彌月勢漸盛銘鞠按之堅如石幸兒氣厚可內消用牛膝薏苡地榆生地瓜黏子金銀花連翹粉草杜仲淳常用法也初劑加利藥微利之即稍寬過兩劑加汗藥微汗之勢益寬至數劑取穿山甲末五錢半入煎半調藥送下兒善飲令兒一醉自此頓消半月地下行矣初一醫欲開刀遇銘鞠中止凡外科宜以開刀爲戒

梁谿一男子生瘤膝下楚甚仲淳適至問予啓

間作劑服之飲酒數杯瘡立破出鮮血愈

連翹二錢 白芷二錢 粉甘草三錢水炙 金銀花五錢 牛膝三錢 懷生地三錢 地榆四錢 皂角刺一錢 鼠黏子一錢酒炒研

陸封公養質患腿癰瘍醫用忍冬花角刺連翹白芷貝母天花粉陳皮乳香沒藥治之不効仲淳即前方加綿地榆炙甘草紫花地丁服三四劑愈

治鶴膝風一人患此五年數藥三日即愈卞心涵傳

乳香 沒藥各一錢五分 地骨皮三錢 無名異五錢 麝香一分 各爲末用車前草搗汁入老酒少許調敷患處

瘰瘡方章泰宇傳六郎乳母試之神效

松香一兩 輕粉三錢 乳香五錢 細茶五錢 四味共打成膏先將
葱頭花椒煎濃湯燂洗淨用布攤膏厚貼患處以絹
縛定黃水流盡爛肉生肌

又方　曹和尚傳

松香四兩 好韶粉二兩 先將松香投入滾水中一撈即起
另研如飛麵後加韶粉研勻入真麻油勿令太薄漲
如極稠糊用筯挑起以不斷絲爲度仍用極緊綳扎
江布攤成膏貼于瘡上將寸許濶壯箱條紮緊勿令
泄氣一日收緊三次三日一換膏藥半月必愈

臁瘡久不愈方

黄占　白占　輕粉　鉛粉　臘月猪板油麻油各半化匀調和前藥用薄油紙攤貼瘡上血風瘡久不結痂亦妙入芝麻乳香更妙

足指疔毒

生甘草一兩五錢　紫花地丁八錢　金銀花藤一兩　穿山甲三片土炒研細　木瓜二錢　牛膝五錢　薏苡一兩　生地五錢　連翹三錢　白芨二錢　貝枯草六兩

李行甫患黴瘡俗呼楊梅瘡誤用水銀礬硇等藥搓五心三日間舌爛齒脫喉消蝕氣滿塞吐出腐肉如猪肝色湯水不入服脹一便不通醫皆謝去獨用治喉藥吹

腫痰痛愈甚漸難忍幾死銘斷按其腹不痛雖脹滿未堅猶未及心如水銀亦入腹未深法宜以鉛收之，急用黑鉛觔餘分作百餘塊加大劑甘桔湯料金銀花粉草各用四五兩水二三十碗鍋內濃煎先取三四碗入錫注中徐灌之任其自流逾時舌漸轉動口亦漱淨即令恣飲數盞另取澄再煎連前濃汁頻灌手足次日二便去黑水無算始安方用吹口藥及敗毒托裏藥數劑而愈後買僕有顏孝者亦患織搶誤用水銀熏條其證一如行甫仍以前法治之次日立起

治黴瘡

豬胰子二兩 金銀花三錢 皂角刺一錢 芭蕉根一兩 雪裡紅五錢 五加皮二錢 土茯苓白色者二兩 皂莢子七粒打碎 獨核肥皂仁七粒切片 白殭蠶炙七分 木瓜一錢 白鮮皮一錢 蟬蛻一錢 年久方衰者加薏苡仁五錢 甘草節二錢 綿黃芪三錢 懷生地二錢 人參一錢 又不愈加胡黃連三錢 胡麻仁二錢 全蝎七枚 水三大碗煎一碗不拘時饑則服

又方

棉花子仁一味研如泥入細槐花末和丸如[illegible]每四錢空心及饑時吞

治結毒

獨核肥皂仁七粒 千年矮雪裏紅一兩 皂莢子七粒 甘草節[illegible]

五分 木瓜一錢五分 蟬蛻一錢 青木香一錢 土茯苓白色者二兩 綿[illegible]

芪鹽水炒三錢 白殭蠶炙炒研七分 鱉風胡麻仁炒研三錢 白花[illegible]

何首烏三錢 金銀花二錢 連翹一錢 水三大碗煎一碗不[illegible]

時饑則服

結毒丸方

鍾乳石研如飛麪一兩五錢 真牛黃研如飛麪三錢 珎珠研如飛麪豆腐煮錢[illegible]

牙皂角去皮炙為末細末七錢 樺皮灰存性研細炭末四錢 百草霜[illegible]

青作七錢

牛黄丸　神効

牛黄（真者研細三錢）象牙末（三錢）白殭蠶（二錢）紅鉛（二錢）氷片（一分）明礬（二錢）極細末煉蜜丸如麻子大每服五分土茯苓白者（木槌打碎三兩）砂鍋內煮汁吞丸藥空心上下午饑時日三次

洗方

五倍子（四兩）地骨皮（四兩）皮硝（五錢）甘草（二兩）苦參（四兩）荊頭（一斤）河水煎濃湯一鍋于無風處乘熱薰日浴三次浴時先吃飽或服煎藥一貼忌食茶醋牛肉麪河鮀夾

摻方

先醒斋笔记

粉霜[61]（一錢五分 甘草汁飛過）眞冰片（二分 另研）二味和勻洗淨摻上

立瘥

浸酒方

防風　當歸　羗活　白芷　白蘚皮　五加皮

蒼朮　牛膝（各二兩）荊芥　薏仁　蔓荊子　木瓜

白蒺藜（去刺各一兩）生地黃（三兩）烏梢蛇（出吳江井山方頭者佳一尾）好

酒十觔浸煮三炷香卧時服丸亦可

治頭面結毒　吳顯中傳神效

蘄艾（去筋膜 一兩）川椒（去核 八錢）麻黃（去節 三錢）川芎（二錢）豬頭天靈

蓋（火煅存性 五錢）白茯苓（二兩）極細末蒸餅丸如菉荳大飯後

白湯送下每服三錢服後二三日瘡口乾燥不臭是其効也服至瘡口平復方住　忌牛羊魚腥房慾處久者宜間服十全大補湯十數劑川椒川桃花泔者作膏半粒口漱不張吉者真每湯價五分

又治結毒方　兼治積年虛勞痰火健脾進食

極木一名十大功勞一名猫兒刺俗呼光試樾黑子者是紅子者名極木亦可用取其葉或泡湯或爲末不住服

譚公亮患結毒十年醫用五寶丹餌之三年不効仲淳云五寶丹非完方也無紅鉛靈柴不能奏功時無紅鉛

姑以松脂鉛粉麻油調敷應手而減公亮先用喬伯珪所贈乳香膏止痛生肌甚捷及用此二味功効彌良乃知方藥中病不在珍貴之劑也

又方

銀硃三錢 輕粉三錢 白占三錢 黃占三錢 用麻油三兩 先將二占化勻調前藥末攤成膏貼之戒房事必効

凡父母正患黴瘡時育兒鮮有免者其證混身破爛自頂至踵兩月外幾無完膚日夜號泣或吐或瀉似瘡似驚變態百出父母不知見有他證別作治療十無一生治法以牛黃為君稍加犀角羚羊角硃砂

麝和入土茯苓粉生蜜調服使兒日日利去惡毒[illegible]有他證隨宜治之毋亦隨宜用藥加以散毒劑不[illegible]口服其外用大粉草金銀花爲極細末二三斤洗[illegible]處洗淨大握敷之半月後方易神効救藥再敷數[illegible]自愈愈後一兩月當復發再發漸三月當再發發[illegible]漸輕仍如法治之自愈愈後或口角肘角或肛門[illegible]二三餘毒不必治矣其混身或癬或瘡忽聚忽散[illegible]之使愈大抵年餘始得除根若用不禁口或兒漸大不能禁口有延至二三年者然不甕足矣胎中之[illegible]微骨入髓焉能旦夕除哉　馬銘鞠傳

升藥五靈散　馬銘鞠傳

膽礬（治砂而溢肝其色青應東方木）辰砂（蓄血而流心其色赤應南方火）雄黃（屍而屬）

脾其色黃屬中央土　明礬（而助肺其色白應西方金）磁石（榮骨液而腎其色黑屬）

北方水　此方見焦氏筆乘喜其不用水銀製而用之功

効遲緩後因加水銀一兩與前五味等分和勻入陽

城礶內打火三香取出加敷藥中用之效如神

神効敷藥方　馬銘鞠傳

夜合花（向有佳良）象皮（同片）（黃砂炒灰酥炙再炒候脆存性）楠香（炒制）乳香

沒藥（去油）血竭　孩兒茶（照色）花蕊石（煅）五倍子（炒色黑）

紅耆良半斗半假各一兩　白占（八錢）珍珠（五錢）冰片（一錢）各極細末為入

白占研勻最後入氷片如欲去腐每兩加五靈散二錢
欲生肌每兩加前散三分或五分如治痘後膿水淋
滴下疳等瘡只加一二分治湯火傷每兩加綠絹灰
二錢　刔牙松皮（煅存性五六錢）韶粉煅黃（五六錢）或乾摻或香油
調一切外症俱效

附海上單方

里中有周七者少年曾患毒左腋下得一異方用糯
米炊飯乘熱入鹽塊夾蔟管少許搗極爛如膏貼患
處輙消至中年腰間忽生一毒熱如火極硬痛不可
忍伺僂踢踏(64)自分必死屢藥不効急思前方如法貼

之未幾大便去糞如宿垢甚多硬者漸軟數日而起

先醒齋筆記

雜症

頭風神方 沈觀頤中丞傳自一道人予僕婦患此病甚欲自縊服二劑數年不發

上茯苓四兩忌鐵 金銀花三錢 蔓荊子一錢 玄參八分 防風一錢 明天麻一錢 辛夷花五分 川芎五分 黑豆四十九粒 燈心二十根 芽茶五錢 河水井水各一鍾半煎一鍾服

治半邊頭痛屬火盛者用之妙

大黃末三分 黃芩末一錢 二味和生白酒一碗頓熱調勻服之即愈

又方

用芝蔴炒熱舂碎乘熱將好燒酒入磁器中重湯熱入芝蔴扎緊只用一筋管孔插入磁瓶口內引鼻吸其氣左則熏左右則如之虛寒用燒酒虛熱用好米醋代之內服對病方藥

鬱證

紀華山先生雅自負數奇更無子時邑邑不快漸至痞脹四年肌肉盡削自分死矣姑蘇張漣水診而戲之曰公那須藥一第便當霍然以當歸六錢韭菜子一兩香附童便炒八錢下之紀有難色不得已減其半張曰作二劑服一服夜夢遺舉家慟哭張拍案曰吾正欲其

過兩仍以前半劑進胃膈間若勇士猛力一推解黑糞數升尋啜粥二盌再明日巾櫛起見客矣逾年生一子即表弟汝占也

治筋骨疼甚如夾板狀痛不可忍者 李景渠中丞傳

將騾子脩下蹄爪燒灰存性研末或酒白湯調服立愈

癇症方 名補心寧志丸

天竺黃 另研如飛麵五錢 沉香 另研如飛麵二錢 天門冬 去心酒洗蒸二兩 白芍藥 酒炒二兩 白茯神 去心四兩 遠志肉 甘草汁浸蒸二兩 麥門冬 去心二兩 炙甘草 六錢 旋覆花 一兩五錢 真蘇子 研一兩 香附 醋浸晒乾童便拌蒸

[illegible]

上三錢 半夏（薑汁拌以明礬末少許同浸二兩）皂角莢（不蛀者去黑皮酥炙去子取末二兩）為末和勻懷山藥粉糊丸如豌豆大硃砂一兩研

如法為衣每服三錢用竹瀝點湯下

風癲病神方

好生犀角（四兩）剉末每用一兩加清水十碗入砂鍋內

熬至一碗濾淨再加水十碗熬至二酒杯加淡竹葉（兩兩）

水六碗煎二碗去渣加犀角汁同服盡四劑即愈

治火上升有痰留滯喉閒如有核上法宜降氣

清火

[illegible]子（二錢）　廣橘紅（三錢）　貝母（二錢）　括蔞根（三錢）　白茯苓（三錢）

麥門冬五錢 白芍藥酒炒三錢 黑連翹一錢五分 黃蘗蜜炙一錢五分 五
味子一錢打碎 水煎加竹瀝服
疏盧脩有一里人善酒臥床褥者三年盧脩憐而索
方于仲淳仲淳親胗之知其酒病也夫酒濕熱之物
多飲者濕熱之邪貫于陽明濕熱勝則下客于腎而
[65] 骨痿昔人治痿病取陽明以五味子爲君黃連臣
[66] 麥門冬乾葛白扁豆爲佐服之立起

治血痔沉香丸

[67] [illegible] 血竭 辰砂各二錢 木香一錢三分 真麝香一錢三分
[68] [illegible]五分 當歸尾二錢五分 牡丹皮二錢五分 延胡索一錢三分 爲細

[illegible]

[illegible]用蠶豆煎甘草湯打糯米糊爲丸凡氣痛酒磨勿⑲

[illegible]赤[illegible]產後血塊酒磨服⑳

烏鬚神方

[illegible]貞實一斗如法去皮每斗用馬料黑豆一斗揀净

[illegible]洗晒乾同蒸透九蒸九晒先將女貞實爲末加生㉑

[illegible]自然汁三兩好川椒去閉口者及蒂爲末三兩同

[illegible]豆末和匀蜜丸如梧子大先食服四五錢白湯或

[illegible]酒吞

又方

[illegible]腸草採鮮者二三十觔搗汁入九蒸九晒過㉒

貞實末再晒乾如前爲丸亦作仙服之腹痛作泄不若薑汁椒末爲作蒸女貞實米將上好老酒浸一宿次日用黑豆蒸如此者九以其性寒故也更服八珍丸以實根本

又方再傳女貞實旱蓮草二方試之甚驗苦于腹痛作泄仍涼再爲更定涼血兼理脾

何首烏勿犯鐵烏豆同牛膝蒸製如常法最後用人乳浸晒三四十次赤白各二觔

女貞實酒拌九蒸去膜二觔旱蓮草熬膏十二觔烏飯子膏即南竺枝下也

十二兩茅山术米泔浸蒸晒三次去皮切片十二兩與川椒紅十二兩去白膜閉口

勿見沒石子十兩爲細末以旱蓮草青烏飯子膏同煉蜜

和丸如梧子大每五錢空心饑時各一服白湯吞

碧霞丹 治內障外障暴赤眼時淚昏花胬膜

當歸 沒藥各二錢 血竭 白丁香 硼砂 氷片

麝香各一錢 馬牙硝 乳香各五分 俱極細末比飛麪更細三五倍以川黃連去鬚切片三錢熬成膏子和前藥爲丸如豆大用銅綠一兩五錢爲衣每用一丸以新汲水半盞浸磁盒內日洗五六次一丸可洗七日重者半月輕者七日迎風冷淚三日見効 賀知忍傳

洗眼方 仲淳立方親試驗

皮硝一兩 杏仁去皮尖 銅綠 明礬各三分 側柏葉三錢 甘菊花三錢 桑白皮五錢 河水五碗煎至二大碗貯銅盆內洗

眼及眉棱骨兩太陽沸出即爽然矣日夜不拘次數
一服冬可半月夏十日

牙痛方　鄒定宇先生傳

經霜西瓜皮燒灰敷患處牙縫內立效

擦牙散　章泰宇傳

石膏半觔火煆熟　白蒺藜去刺四兩　爲極細末每日擦牙漱口
牙痛時頻頻擦之立愈

又方　陳翁傳自江陰云旱蓮草開紅花者眞此地不類

旱蓮草以青鹽醃一二宿晒乾爲極細末置磁罐內
擦牙以沸湯漱口嚥下久久兼能烏鬚種子

治胃火牙疼
馬蘭頭根葉搗汁放木漆內吉者搗爛以絲綿卷之左齒痛塞左耳右亦然
治聾　王損庵子服之驗
白蒺藜炒去刺為末蜜丸空心服沈四明相公專服此方延年益壽
治耳中膿腫痛或出水出膿
金絲荷葉即虎耳草搗汁滴入耳妙有膿可加枯礬未及乾胭脂末少許
又方

用鮮薄荷葉同蝸牛搗汁滴耳中亦妙

須奉常女臂患紫雲風仲淳用稀薟草耳雄黃末二兩

醇漆爲丸或疑漆有毒競沮之然竟以此藥收功[illegible]

用生蟹黃攪和可化作水入藥

稀薟丸　治癩風及風癬作癢如神

稀薟草取末調吞治癱瘓甚驗初將以人參蘇木等

分熬膏和酒吞傷損皆除曾有八十老人試過五年

九月採近根處剝開有小蟲一條即治小兒痹症

解牛肉毒

取蝦蟆一隻置滾酒內數沸去蝦蟆飲酒一吐即愈

又方　馬銘鞠傳

用甘菊花連根葉搗爛和酒服一兩候立愈

治疝氣疝方（藏州吾司馬仲表兄李瀛洲武之所驗）

六味地黃丸古方加北五味（兩）肉桂（二兩味甘者佳）枸杞子（去蒂四兩）車前子（木油浸蒸三兩）將糯米一斗炊飯乘熱下白酒藥弁前藥料和勻如常製白酒法一兩日後漿來用上好鏡面燒酒五十觔連酒漿并糟入大甕內泥封固一月開去糟濾清酒味甘香毋常空心或饑時隨量飲飲多不渦

疝攻上作痛秘方　陳敬泉親驗

牛蒡子根有葉時用根葉搗爛絞汁和好酒服之醫被出汗末不發

木腎方

川萆川山菟絲子草一名黃絲草煎濃湯洗之時以手搓之隨消

治便紅或因酒毒發者　南昌鄒思濟傳

先用川黃連六錢切片酒炒細末一服三錢空心白酒調下忌葷腥一月服連末後必腹痛去血愈多復用白芍藥兩白朮五錢甘草三錢同炒揀開先用白芍藥煎湯服腹痛自止後以白朮甘草同煎服遂愈又一法以粳

米三分糯米七分煮粥空腹服遂愈此無他補胃氣則陽明調所以便紅自除也

腸風

黃芪蜜炙三錢　白芍藥酒炒三錢　炙甘草一錢　麥門冬去心五錢　生地酒洗四錢　當歸酒洗二錢　荊芥炒一錢　白芷一錢　柴胡五分　地榆酒洗二錢　人參一錢　五味子八分去枯者打碎蜜蒸　河水二鍾煎八分空腹饑時服

治腸風因飲酒過多得之者効甚

專服北五味打碎蒸爲細末蜜丸每清晨服三錢服至半年因味酸止服後喉中覺吞酸加熟地黃等

分為九服久腸風頓止

治猘犬傷

野薔薇根搗汁酒服

治蜈蚣傷

用舊竹筋火中將頭上燒黑取下少許研細敷患處立愈

又方　馬銘鞠傳

一法取蜒蚰塗上其痛立止屢試神驗

治蛇傷

雄黃　雌黃　等分極細末先以白芷磨米泔調塗

[illegible]處[73]以温火薰之滴盡黄水爲度水出腫漸消

又方

蜚蠊[74]　麝香　二味爲末摻上以艾灸之隨灸隨消

又方

鼠莫草（即牆頭草　色綠極脆）擣汁同酒飲一面擣敷咬傷處立愈

一婦人于壁上取鷄翎卷耳適蜈蚣生子在翎上帶入耳中生小蜈蚣穿腦内且痛且癢百藥莫効夢神人傳一方令炒雞肉熱置一器内留一小孔蓋上令病者以耳受之鷄氣薰入蜈蚣悉攢鷄肉上其病立

愈

跌打秘方

川露天井窖中磚瓦塊多年者覓碗架濁水長流處

磚瓦塊火煆紅研極細跌打者酒調服五分立愈

未打服之可不痛不宜多服令人骨軟

金瘡并跌打破損出血方

煉過雲母粉菜油調敷立止痛更不作膿（雲母四錢一百鍛）

金瘡止血方

真降香（紫檀色者真切如豆大炒黑存焦研再炒）五味子一两二味共研敷上

先醒斋笔记

又方

舊毡帽簷燒灰敷上　舊網巾灰亦好

金石湯火跌損方

用花蕊石舊家有用為几上小屏風者取三錢為極細末真麻油調敷患處當日者立愈隔日數之痛輕易收口　亦治產後瘀血攻心血暈神昏

桃花散治跌損刀傷狗咬爛脚

用陳年風化石灰一觔升錦紋大黃一兩焙炒研末并石灰炒桃花色存性真麻油調敷患處當日數之更妙

火傷救治湯泡方

大松樹皮　川大黄　二味等分爲細末生桐油調
敷立愈

又方

川大黄一味爲細末砂糖調敷立愈

火燒爛神方

將好煮酒一二罈入浴缸內令患者浸酒中極痛不
死

又方

用鼠初生者以真麻油浸之入磁瓶內封固患者取
油搽上痛處即愈

湯火神驗方　集方

豬毛煅存性研細末加輕粉白硼砂少許麻油調敷之立效無瘢痕

治水渰(75)　出說海

凡遇溺水者視其心坎尚温以圓器覆地下置門一扇于上令死者仰卧以鴨血灌之口中或大小便出水即甦

臨杖預服藥　湖州司獄司内狀单神効

胎元(76)一個煅存性　黑犬對諦　脚上遊頂骨一副酥炙存性　用麻皮煅存性　麝香五分　乳香　没藥各五錢　煉蜜丸如櫓子大

牛膝三錢酒蒸

杖後煎劑

紅花　紅麴各一錢　延胡索　牛膝各三錢　杜仲皮　五

蒲黃　赤芍藥　香附　降香各一錢　炙甘草七分　桃仁七分　附

桂五分　水酒同煎　傷重出虛汗加參耆

杖丹

風化石灰兩　眞番降香末上　半夏末上　黃芩　黃連

土鼈蟲　大黃俱中　為極細末麻油調敷患處

杖丹散血

龍膽草二兩　大黃三兩　二味為末用麻油一碗熬大黃焦

色濾淨去渣加後藥　樟腦一兩五錢　麝香四錢　冰片四錢　降香末一兩　乳香　沒藥各五錢　自然銅燒紅醋淬九次共研細如烟八錢　熬成膏藥先劃碎杖處用軟帛攤成膏貼于杖處蒸熟熱韭菜熨之黑血出盡愈

杖丹長肉

臘月猪油一觔　白占　黃占各二兩　黃連四兩　以猪油熬黃連轉焦色去渣下占熬敷上帛紮緊自愈

洗湯

用荔頭煮爛揩洗杖瘡傷

治杖夾神方

狗胎封固煅 遠年糞缸内尾片煆淬七次二錢 雄黃一分 硃砂一分 木香五分 麝香三釐 細末和勻用芋芋活最能活血 搗爛絞汁和丸金箔爲衣酒磨下

杖傷丸方

乳香 沒藥 血竭 孩兒茶 自然銅煅 川木鱉 無名異 人中白 孩兒骨如無以狗胎代之倍加 地龍 土木鱉 無名異 爲細末煉蜜丸如梧子大杖過酒下百丸

杖癬方

水銀五分 輕粉 乳香 象牙末各一錢 細茶二錢 木香五分 麝香少許 爲細末雞子黃蠟羊油調搽

杖丹

如遇打出即將松香四兩溶化又將葱一握搗入松香內攪勻攤一膏藥貼患處外以綿帛掩上紮定五六日愈

又方　朱南溪傳

杖傷及跌磕者用落得打草似孩兒對節生枝不拘多少搗爛酒服　如伏天杖傷出蛆　眞麻油澆之立盡

附海上單方

顛犬咬方

先用蓑衣草紮住患處兩頭以衆人熱小便洗搿去血水次用胡桃殼半箇以本人熱糞裝滿蓋患處艾火灸七壯如本人不欲大便傍人者亦可急取斑猫七箇去頭足并翅酒洗和濕糯米銅杓內炒米熟爲度隨將二物研成細末加六一散三兩分作七服每清晨一服白滚湯調下本人頭頂心必有紅髮一根要不時尋覓拔去

劉儀湖驗過方顛犬咬

防風五錢　黑牽牛三錢　雄黃三錢　斑蝥七錢，白米炒

真麝香三分　錦紋大黃三錢　右爲末，温滚水調下，空心每日服二錢。先將斑猫去頭翅足，一兩，和白粘米半升，共炒，去斑猫，食米二撮許，後服前藥，其斑猫即合入前藥內服。一料後，斑猫不可用，外加雄黃一錢，或蜜或米粉丸，藥再服。即間二三日服亦可，每服三分。茄子茄地切不可踐，食即茄醬，水亦須忌之，二三年後不必忌也。此劉友自患顛犬咬，三日內即服此方，小便下血塊，有形，得以全愈。有一人患犬咬，六日服此方，小便下血塊，竟似犬狀，亦終不救矣。然劉友所傷

不曾破皮或毒輕而得愈總不如前方歷試歷驗且犬咬之毒入心經則以益元散爲引經之藥甚爲有理山鄉一時無處買藥多習斑貓預製益元散以救人大是恩德

治酒疸

用茵蔯煎湯漸飲之愈

治刀瘡

化屍場取燒過人骨（不化者更佳）研細末敷刀瘡患處立愈　馮權奇傳

痘科異治序

此吾友繆仲淳氏得之九江宋氏宋氏世習啞科傳之異人者也鄧公不知何許人其方世所罕術覽者咸駭愕不信予曰非也在用之何若爾識症即芭黃可療不識症則參芪坐斃顧用之何若爾昔予黃氏姑有幼子痘仲淳曰血熱也請以大黃下之諸醫咋舌仲淳別口不下四日變矣如期果嘔血升餘舉家張皇醮禱仲淳曰愈矣何以故曰毒不得解隨血湧而出元氣盛故能達之也亡何果愈于比部長子痘漿矣忽瀉如注日數十行痘俱陷仲淳按宋氏方以

鴉片一分加蓮肉末五分投之藥入口瀉即止已復以參耆鹿茸紫河車大補之數日而起鴉片者出滇南一名啞芙蓉也予長子痘身一熱輙瀉日十數行湖醫以脾胃藥療之不止予急以鴉片投之又不止武林施君季泉曰此火症也毒盛故瀉乘其瀉下之或可解令不及矣予急甚施曰止瀉易以芩連大劑投之瀉即止然痘終不可救用方如韓信將兵以意變化要在表裏寒熱虛實明耳予痛夫世醫之不識症且不睹異方也是以刻而廣之并序其效如此神而明之存乎其人萬曆癸丑春二月故鄣丁元薦題

邵公秘傳

懷抱皇天道胸藏不死方有緣人未遇飄隱過時

光

六合成胎

淫火遺患乾坤之理男子陽盛淫火上氣女子陰盛淫火上血氣分屬陽血分屬陰兒在胎中氣固於內血護於外內外堅固風氣不通惟臍帶隨母氣呼吸水谷之氣長養兒體淫火辛辣氣傳胞胎積蓄停滯五臟六腑皮膜筋肉氣血骨髓毒發痘疹輕重淺深禀受禁忌

析表裏虚實寒熱訣

表裏陰陽氣血盛衰寒熱虚實不辨以實爲虚以虚爲實當清不清當溫不溫當涼不涼寒病標本端然細認癢則爲虚痛則爲實實則爲熱虚則爲寒

表虚之症

瘡淡身凉根窠白色頂陷不起是爲表虚

表實之症

紅活光潤皮厚堅硬尖綻起發此爲表實

裏虚之症

不食氣促肚腹膨脹吐瀉便溏是爲裏虚

裏實之症

能飲食不吐瀉腹不脹此爲裏實

表寒之症

痘不起發根窠不紅灰白色淡痒塌陷伏身凉支

冷虚寒在表

表熱之症

肌膚壯熱根紅頂赤發斑紫黑枯槁焦燥實熱在

表

裏寒之症

寒戰咬牙膨瀉氣冷乳食不化實虛在裏

裏熱之症

大便秘結小便赤澁氣熱口乾言語狂妄時發驚

搐實熱在裏

虛寒之症

氣血衰弱難載毒出至灌膿日當壯不壯灰白陷

伏外雖起發內無膿血略有清水不能充滿痒塌

皮爛渴喘待斃

實熱之症

毒盛壅塞血氣熱秘不能盡出過七日後毒作內

攻入於臟腑變黑歸陰

治實熱症

一二日前凉血解毒發毒出外氣血清凉則無反

攻臟腑之患

治虛寒症

六七日前大補氣血送毒出外灌膿起發則無痒

塌倒靨之患

痘分表裏寒熱虛實

外重治表内重治裏寒者熱之熱者寒之一二三

日清熱解表使痘易出四五六日清凉解毒使痘

易長七八日間溫補氣血易於灌膿十一二日補
脾利水使痘易靨

看吉凶行色

氣色不潤形色不活痘出稀少亦無生路氣色潤
澤痘出稠密猶可逃生

五臟　心肝脾肺腎

心主血脾主肌肉肺主皮毛肝主筋腎主骨

六腑　大腸小腸胃膽膀胱三焦

三焦無狀空有名　寄在胸中膈相應

心屬火色赤液化汗舌爲苗小腸爲腑心爲斑紅

肝屬木色青液爲淚目爲竅膀爲腑肝爲水泡
脾屬土色黃液化涎口爲竅胃爲腑脾爲疹子
肺屬金色白液爲涕鼻爲竅大腸爲腑肺爲膿泡
腎屬水色黑液化唾耳爲竅膀胱爲腑腎爲黑陷

氣血虛實形色

五臟爲陰六腑爲陽痘出五臟疹出六腑占於外感邇於內傷毒有淺深人有厚薄內外和煖出者必輕便秘煩躁出者必重實熱不解變黑焦槁虛寒不補灰白痒塌當汗則汗當下則下妄汗成斑妄下成陷形屬於色色屬於血氣導血附和血養

氣氣弱血衰氣離血散氣虛頂陷血虛根白氣過
則泡血過則斑氣虛不起血虛不漿氣虛寒戰血
虛咬牙氣虛血逆血虛氣拔氣虛內攻血虛外剝
氣虛為麻為痒為陷血熱為乱為燥為痛外泡氣
虛水泡氣實泡紫血熱斑生表虛不補則成外剝
裏虛不補則生癰毒表裏和平決無從患有辨其
色隨證施治先明部位次看額色脉則無毒痒則
旹淺症出一步內虛一步症若識真湯不妄下患
者無失表裏分明虛實辨析亦醫之良法也凡古
人治病未有不明表裏虛實而後下湯頭也若初

出不食熱毒未解痘後不食脾胃虛弱有吉有凶有順有逆有險有危前人之言隨時應變虛寒溫補實熱清涼表虛行氣補血裏虛補氣補血

陰陽寒熱虛實

陽盛則熱陰盛則寒陽盛陰虛食冰不冷陰盛陽虛食火不熱陽盛外熱陰常不足陽常有餘陰虛則病陽絕則死有陰無陽身涼支冷吐瀉不食灰白泄瀉吐瀉伏陷表裏皆虛頭溫足冷難治者也

順逆險症

症順無慮逆險有權紅赤熱盛淡白虛寒頂尖堅

便氣血俱全根紅頂黑血凝氣滯根白頂紅氣虛
血熱白兼黑者氣血熱結稿灰帶紫者內攻難治
毒盛熱結血必乾枯撥過轉色血活可救看外九
竅如內古凶寒熱生成氣血見知熱緩神清食便
如常根窠紅活圓淨稀疎結實高聳始終無慮先
發地角名曰有根上多下少爲順下多上少爲逆
面有中無斷橋難治肢有身無不必憂疑滿面臟
腑謂防作痒七日爲期先驚後痘倘勿驚疑痘出
驚止決然無事久驚不止痘爲難治先痘後驚八
方之數（八仙道也）胃虛則吐（上有邪於上者）脾虛則瀉痘前吐

瀉尚可扶持痘後吐瀉凶之兆也吐瀉蛔蟲豈得爲祥客如蠶種總歸天命夾斑夾疹痘凶爲險諸竅出血不止難生經行不止多凶少吉大熱墮胎十救二生陷而復沒百無一活隱而不出宜開皮竅謂除黃發一出黑紫消毒化斑未出腰疼非祥之兆腹脹特疼悶乳不寧膨脹不食醫難措手飲食不化五七則亡痘連皮肉不食莫救紅絲纏眼難治之症水泡相似抓破難痊爐灰白色絕血無醫湯炮火燒防其痒塌斑如文錦黑青如痣黑陷針孔聲啞錯喉仙爲逆症仙醫得生虛殼蛇皮無水空

合具爛斑場有膿不妨無膿則死頭面顔腫不治
寒戰咬牙噤口决死腹鳴痘瀉變如灰掌腰腿紫
泡自圖僥倖九焦黑陷的死無疑舌卷囊縮必主
頭陽走馬牙疳急治可生痘肥白色急治助血目
閉無魂不哭無神歎氣啞氣不清不寧行死無生
痘現多端皆從毒潑如此之類智者詳明

形色宜忌

表裏根由是毒甚風熱外內相交搏表病裏和汗
則愈表和裏病下則生非微汗則表不解非微下
則裏不通認色論八察病用藥黑入裏實白入表

虛表虛自汗裏虛自瀉表實當汗裏實當下表實
則難出裏實則便閉斑則點明疹則混雜痘喜面
少麻喜面多喜潤澤光彩淡紅稀疏活動圓淨高
聳結實灌膿聲響根活窠起腳圓地寬紅變白白
變黃順而生紅變紫紫變黑逆而死
凡出痘之時切忌生冷煎炒宜避風寒濕暑吐瀉
防蛔蟲肚脹防氣促抓破審膿血有膿血則生紫
黑泡看生氣大小便後血身必難生忌頭溫足冷
舌卷囊縮
秘訣部位

先醒斋笔记

肌膚太紅痘出稠密坐臥戀地出必疎稀苗地分明定爲吉兆印堂識胸鼻梁知背觀兩太陽則知兩腋太陽色赤毒發于肺地角色紫毒發在脚兩臉心紅爲火尅金痘疹壯時發熱痰喘肺部黑疹左膊黑疔肺部焦苗疔生左膊左眼左角主乎心經上下眼胞上乎脾胃黑睛屬肝白睛屬肺腎主瞳神吉凶盡識兩大皆紅大角小角客熱未解兩小眥紅虛熱相攻耳上凉輕耳上熱重熱盛唇舌紫黑色黃色白虛寒可知口唇痘白百無一生唇番莖腫舌卷囊縮口臭叫喇不久歸冥大便宜結瀉泄

漏底參耆可進小便宜清赤澁不宜
痘後傷食瀉難當須用陳皮厚朴炅杏仁山查麥芽
內參冬梔子桑皮荳黃芩蘇子甘草葶藶香附貝
母等凡痘內有疔瘡紫草一錢三分黃（牛黃也）珍珠碎
髮灰香（即乳香）一錢共和是良方豌豆燒存性炅三分
莫小便是強針挑破點內瘡油胭脂妙無雙
又惡疔難士張斑猫一箇煅末炅紫草末三錢糖珍
珠油髮三分炅有沒藥有乳香俱各三分共吉祥蜒
蟾皮（即蝦蟆）一箇囊好麝香三釐成　方疔潑黑苦難
當除非如此起疔康片時搽上顯高強

外[illegible]

三仙散治瘡瘍不起不發是他艮或腫毒或驚強只

須一服立安康

鴨仙衣蟬退龍仙衣蛇退蒺藜炒去蒺藜鱗仙衣川蟬蛇一名川山甲

土炒之各等分任施爲每服三分見高低

面不起川芎奇足不起牛膝宜發驚悸癰疽俱諸腫

毒酒下之出汗了病安時加些麝妙希奇

立效散助痘漿不起眞艮方檄雞子是爲強將來煅

末永無傷加些麝酒送香

又效散比前強哺鷄衣抱盤鷄卵拔竿常依方煅研末藏

臨期加麝香比雞法又爲艮加酥炒一錢艮

痘不起閉關員初起不可用此方八九十半月將用
此世無雙
蘿蔔纓一錢當麻黃末三分詳下實真麝香共爲末
入瓶裝蓮皮前老生薑兩取汁水搗漿入罐內火煎
防備日脅脅封固藏慢慢火熬起相食下之時思粥
湯先粥候免後怔不然復火受灾殃
大黪法一奇方清早取水浸豆艮七粒黑豆入碗裝
放在床下一脫魂來早日連碗漿依然送入井中藏
依此法一七方每日依此法高強只去水留豆房待
送娘娘送前方共黪散一咲光

吃藥法托裏當托裏排膿是良方凡痘毒只宜托不
可輕易用凉藥致使孩兒脾敗傷
小兒瀉不止鮮梧桐葉煎湯洗足頻止赤眼黃連末
水調塗足心
安胎八珍去地黃紫蘇陳皮香附良砂仁白术青皮
併大腹同煎必安康
罩胎散內用人參白术川歸赤茯苓白芍赤芍柴胡
共乾葛桔梗併黃芩防風陳皮與荆芥枳殼阿膠甘
艸芎紫蘇砂仁和白芷大熱之時加鬱金乳佛稀要
加七箇野苧麻根七寸勻銀器糯米同礶內煎水礶

口荷葉湯但遇孕婦出痘者一劑服下妙如神
靨後咽乾聲啞訶子知母麻黃桔梗門冬貝母荊芥
石菖蒲天花粉加上竹瀝韭汁同服
舌白胎舌黃胎皆因心熱受多災用銀珠三錢偕雄
黃硃砂一錢硼加冰片一分來共和末點舌胎先泔
洗後揩胎立時華潤妙奇哉
痘口瘡無奈何用此神效驗多兒茶五錢硼砂四膽
礬三分共調和乳香没血竭枯礬螵蛸各一錢俱連
末即黃連二錢片即冰片麝一分銅青五分共末糯泔洗
吹口瘡痘顋齒疳奇方鬱金連翹大黃當檗末共各

一兩敷芙蓉葉末二錢康此是服藥乾葛天南各一兩鴨
蛋清調敷最良開藥不如地骨皮
麻杏散初起傷寒何用揀發熱咳嗽只消依痘疹相
宜煎劑麻黃四兩磨成漆神麴天麻一兩同羌活
一兩甘草二兩杏仁二兩去皮光瓜蔞二兩去油淨共
末各引妙無窮
見點三日五日六日痘苗不潤苗不分明身熱煩躁
此散如神
紫天散藥妙無窮熱症紫黑立時功內熱眼紅為聖
藥燈心湯下立時鬆

益元爲主一兩神紫艸末子五錢勻茜根研末七錢
和燈心湯下有靈聲

菉靈散　治痘四五六七日見苗焦枯口唇腫硬大
便秘結舌白唇紅身熱如火熱症神效
宋家妙藥菉靈丹治痘火症似神仙嬰兒患症臨危
險一服下腹卽時安
菉靈散用益元專一兩稱之莫少錢石膏大黃五錢
和服二三錢不亞仙疑有菉荳粉

青天散　治痘身熱口渴神不守舍三陽症如神譫語
發狂

先醒齋笔记

散中妙處在益元青黛硼砂各五錢硃砂三錢共勻

和益元一兩共團圓

白天散　治痘首尾生痰調放舌上化下如神不止不治

家傳仙妙方治痰不可當益元一兩本硼砂五錢長

氷片二分入三分好牛黃膽星四錢准牙硝二錢當

加上天竺黃何愁患灾殃共末調舌上神妙世無雙

紅天散　治痘初起或內傷外感或麻或痘疑似之

間服之穩當

散中紅方曲即紅麯是功益元一兩查即山查五逢苦加

芫荽末一兩麻痘傷寒總有功

起頂散內用人參保元為主是原身更加川歸併蒡末再加笋尖共查陳諒加分兩為末用調湯送下妙何神　但凡補藥不效者乃氣血虛怯或表裏虛之俱不可用前方

還元丹服下果靈丹諸般痘瘡不起泛一到咽喉便覺鮮或加象卽皮末併麝鹿茸卽鹿此是仙丹復本元象皮鹿茸俱能發痘

九仙丹專救世間痘艱難一粒靈丹化下腹管取危症立時安邵公遺跡留凡世萬兩黃金不可傳非極危之症塌陷之甚不可用

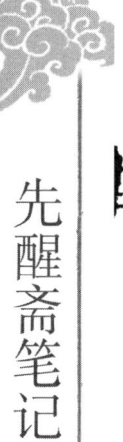

先祖八（金頭蜈蚣去頭足炒）全蝎三青稍五（即青稍蛇又名青竹蛇）自附五蟬腿五紫艸一錢賴蟇肉二錢雄黃二硃砂三共成末神麯糊丸金箔爲衣眞萬錢將危症酒下丹立時效驗顯仙傳（內有另者加麝二分）

凡瘡瀉眞可憐諸醫束手不耐煩遇了宋有家傳一服吞立轉安顯神通識邵仙不負仙家付後緣

有枯礬有黃丹二味藥各三錢硃砂六棗肉丸針燒過又另研研加了哇兒即神丹（哇眞鴉片也又名啞芙蓉山雲南味澁）任肉瀉立便安（初起熱瀉不可用）

凡瘡吐不能安諸藥下肚無效驗須老宋覓仙丸貝

母三錢甘艸一錢
小可瀉大人身不可另藥惟茯苓甘艸佐白芷臣茯
苓一兩便爲君共研末五錢吞滚白水下效如神倘
不止有誰能再加倍子五錢稱炒研末加三分任凶
瀉可安寧
清冷瀉理中湯人參白朮白茯當加上附子三五片
薑棗煎時妙可傷 妙可傷猶言妙殺也湖廣方言
治痘收眼不開用青果磨水來搽眼眩自然開眼中
有翳也和諧 青果訶梨勒也俗名橄欖
痘作癢苦難當用茵陳安息香加花椒艾葉封共和

成條黃痘瘡

痘咬牙無別方須入牙加麝香酒調服可安康 咬牙

七日前屬實熱七日後屬虛寒

痘後喘肺金傷又喘促又狠猶除非清金瀉肺湯蘿蔔子亭藶香蘇子大腹紫菀常馬兜鈴桑白長石膏陳皮都滿糚如火盛芩桔艮水煎服見高强

神妙處細端詳益元散用妙難量於尾汗下俱不可豚肌消食又清凉嬰兒全活壽無疆付與醫家更酌量

痘科輿治終

校注

①七闽：指古代居住在今福建省和浙江省南部的闽人，因分为七族，故称。
②百粤：亦作『百越』，我国古代南方越人的总称。分布在今浙、闽、粤、桂等地，因部落众多，故总称百越。亦指百越居住的地方。
③鬼方：泛指边远之地的少数民族。
④觔：『斤』的异体字。下同。
⑤□：底本此处模糊，《先醒斋医学广笔记》作『块』。
⑥漆：同『漆』。
⑦□□：底本此处模糊，《先醒斋医学广笔记》作『膏汤』。
⑧□□□：底本此处模糊，《先醒斋医学广笔记》作『不呕而』。
⑨□□□□：底本此处模糊，《先醒斋医学广笔记》作『疏方与之』。
⑩虜荆：《先醒斋医学广笔记》作『王翦取荆』。
⑪□□□□：底本此处模糊，《先醒斋医学广笔记》作『信二十万』。
⑫五皷：即『五更』，天将明时。『皷』，『鼓』的异体字。
⑬□□□□：底本此处模糊，《先醒斋医学广笔记》作『天明投药』。
⑭□□□：底本此处模糊，《先醒斋医学广笔记》作『甚而呕』。
⑮□□□：底本此处模糊，《先醒斋医学广笔记》作『高存之』。

⑯□：底本此处模糊，《先醒斋医学广笔记》作『涂』。
⑰覆：倾倒，丢弃。
⑱筭：同『算』。
⑲隣：『邻』的异体字，靠近。
⑳天水散：『六一散』的别名。
㉑熇（hè）熇：炽热貌。
㉒□：底本此处模糊，《先醒斋医学广笔记》作『分』。
㉓□：底本此处模糊，《先醒斋医学广笔记》作『五』。
㉔樞（ōu）木：刺榆。
㉕筯：『箸』的异体字，筷子。
㉖孔棘：危急。
㉗翛（xiāo）然：超脱貌。
㉘□血□：底本此处模糊，《先醒斋医学广笔记》作『衂血发』。
㉙赤□□：底本此处模糊，《先醒斋医学广笔记》作『赤茯苓』。
㉚煎□□：底本此处模糊，《先醒斋医学广笔记》作『煎八分』。
㉛吇：『叫』的异体字。
㉜丸方：《先醒斋医学广笔记》本方去丹砂、人参、百部、上上沉香末、柏子仁，加『川黄檗六两、牛膝十两、五味子六两』，余相同。
㉝久嗽噙化丸：《先醒斋医学广笔记》作『真龙脑薄荷叶三两五钱　百部酒浸去心三两五钱　麦冬去心二两　天冬去心二两　桑白皮蜜炙三两　枇杷叶蜜炙三两　贝母去心二两　桔梗米泔浸蒸去芦一两　甘草

蜜炙七钱　天花粉二两　玄参一两　北五味蜜炙一两　款冬花蕊二两　紫菀八钱　真柿霜二两　橘红一两　极细末炼蜜丸如弹子大小时噙化临卧更佳』。

㉞烏鱻魚：别名『乌鳢』，俗称黑鱼。

㉟錢：《先醒斋医学广笔记》此字后有『然芒硝咸寒太甚用时极宜斟酌』。

㊱火令：《先醒斋医学广笔记》作『夏月』。

㊲覔：『觅』的异体字。

㊳□：底本此处模糊，《先醒斋医学广笔记》作『痛』。

㊴□：底本此处模糊，《先醒斋医学广笔记》作『急』。

㊵□：底本此处模糊，《先醒斋医学广笔记》作『再』。

㊶□：底本此处模糊，《先醒斋医学广笔记》作『呕』。

㊷□：底本此处模糊，《先醒斋医学广笔记》作『酒蒸二钱』。

㊸紅褐子：红色的毛织物。褐子，北方游牧地区用于制衣、制作帐篷的手工毛织物，颜色有红、白、黑三种，颜色均为天然而成，其中以红色羊毛制成的褐子最受欢迎。

㊹愈：《先醒斋医学广笔记》此字后有『前方中加入更效』。

㊺定：《先醒斋医学广笔记》此字后有『非虫积作痛者不宜用』。

㊻□：底本此处模糊，《先醒斋医学广笔记》作『守』。

㊼□：底本此处模糊，《先醒斋医学广笔记》作『泻』。

㊽水窠：即太湖石，通体多孔，可用以制作假山，点缀庭院。

㊾堿：『碱』的异体字。

㊿信宿：两夜。

⑤①黄白占：黄、白蜂蜡。
⑤②黴瘡：病名，即梅毒，又名杨梅疮。
⑤③□：底本此处模糊，《先醒斋医学广笔记》作『以』。
⑤④□：底本此处模糊，《先醒斋医学广笔记》作『立』。
⑤⑤占米：即占城稻米。属早籼稻，原产中南半岛，宋时引入我国。
⑤⑥罨（yǎn）：覆盖。
⑤⑦官粉：即铅粉，为用铅加工制成的碱式碳酸铅。
⑤⑧膩粉：亦名汞粉、轻粉，为氯化亚汞结晶。
⑤⑨番磠：《本草纲目》：『硇音磠』。『番磠』或即『番硇』，今称『紫硇砂』、『藏硇』。《本草纲目拾遗》：『番硇，出西藏，有五色，以大红者为上，质如石。』
⑥⓪紅鉛：缪希雍《神农本草经疏》：『童女首经名红铅。』
⑥①粉霜：为轻粉的精制品。
⑥②銀硃：为以水银、硫黄和氢氧化钾为原料，经加热升华而制成的硫化汞。
⑥③長□而□：底本此处模糊，《先醒斋医学广笔记》作『长肉而补』。
⑥④跼蹐：局促不安、活动受限貌。
⑥⑤□：底本此处模糊，《先醒斋医学广笔记》作『为』。
⑥⑥□：底本此处模糊，《先醒斋医学广笔记》作『麦』。
⑥⑦□□：底本此处模糊，《先醒斋医学广笔记》作『沉香』。
⑥⑧□□□□：底本此处模糊，《先醒斋医学广笔记》作『琥珀五分』。
⑥⑨□：底本此处模糊，《先醒斋医学广笔记》作『末』。

⑦⓪□：底本此处模糊，《先醒斋医学广笔记》作『汤』。
⑦①□：底本此处模糊，《先醒斋医学广笔记》作『淘』。
⑦②□□草：底本此处模糊，《先醒斋医学广笔记》作『鳢肠草』。『鳢肠草』即『墨旱莲』。
⑦③□：底本此处模糊，《先醒斋医学广笔记》作『患』。
⑦④□礬：底本此处模糊，《先醒斋医学广笔记》作『明矾』。
⑦⑤渰：通『淹』，淹没。
⑦⑥胎元：此处指胎盘，即紫河车。

综合卷

中藏经

原著○佚　名
校注○张雷强

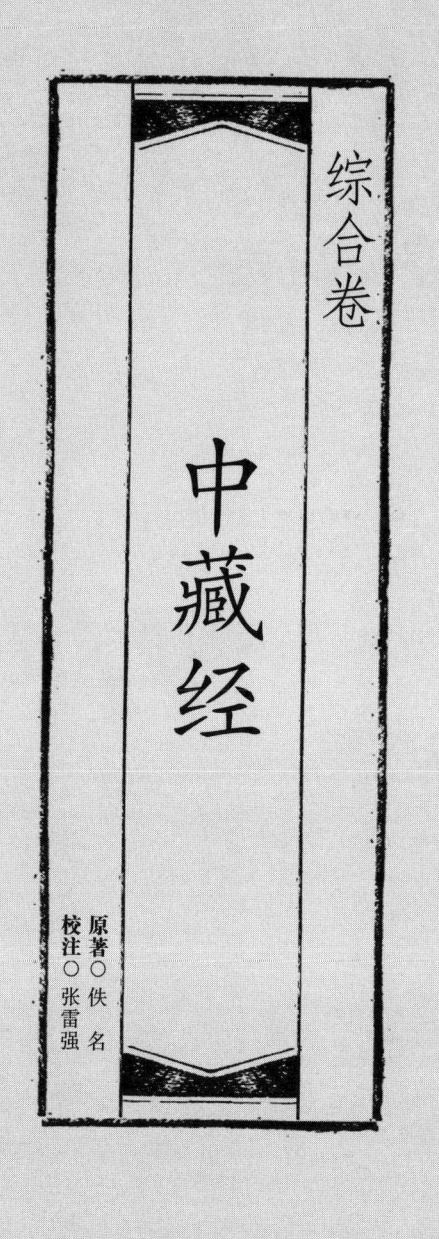

导读

《中藏经》又名《华氏中藏经》，传说为华佗所作。该书有一卷本、二卷本、三卷本、八卷本等多种版本，各版本内容大致相同。全书分医论和方药两部分。医论部分论述阴阳五行脏腑生理病理，并据之以辨脏腑虚实寒热、生死逆顺诊断之法。方药部分论述六十八道（孙星衍本）方剂的组成及主治病证。

一、作者生平

《中藏经》书志始载于宋郑樵《通志·艺文略》，题曰：华氏中藏经。陈振孙《直斋书录解题》录为：中藏经一卷，汉谯郡华佗元化撰。然而，关于本书及其作者之真伪，众说纷纭，有待考辨。

关于作者，《宋史·艺文志》题为『灵宝洞主探微真人撰』，认为该书为邓处中所撰；吕复认为《中藏经》乃后世托名之作，但其具有华佗遗意，或为华佗弟子所辑；周锡瓒言其非元化之书，主要内容集自古医书：『要其说之精者必有所自者。』近人有言其纯属后人抄袭《内经》、《难经》诸书而成者。

关于成书年代，孙星衍云：『此书文义古奥，似是六朝人所撰，非后世所能假托。』疑其为六朝人之手笔。亦有学者指出书中称『山药』，当成书于宋代（山药原称薯蓣，避宋英宗名讳而改）。

诸说均言之有理，但仍需进一步研究。目前的共识是：《中藏经》非一时一人之作，其中保存了部分华佗的医学思想，内容历代有所增益，最后编订于北宋。

华佗，字元化，东汉末年沛国谯县（今安徽亳州市）人，其事迹见于《后汉书》、《三国志》等书。华佗早年『游学徐土，兼通数经』。他多次谢绝出仕，行医民间，因医术精湛而名气渐大，求医者甚众。

曹操因头风严重，知华佗医术了得，特召其侍医。但华佗性喜逍遥，被曹操召至左右，甚为不快，故托妻病归家，就此不返，终被曹操所害。

据史书记载，华佗一生行医济世，精通内科、外科、妇科、儿科、针灸等。华佗用药特点是用量少，执药随手抓出，不用称量。针灸也只是针一两处。发明麻醉术以及施行外科手术是华佗最具影响力的医学成就。

华佗晓养性之术，年纪虽大，仍有壮容。他模仿虎、鹿、熊、猿、鸟的动作，创造了五禽戏。他指出：『人体欲得劳动，但不当使极耳，动摇则谷气得消，血脉流通，病不得生。譬如户枢，终不朽也。』提出了极为正确的养生观念。

二、主要内容

《中藏经》是一部综合性的医学著作。

第一篇至第十六篇阐述中医基本理论。以『人法于天地』开篇，分论天地、阴阳、生成、阳厥、阴厥、阴阳否格、寒热、虚实、上下不宁、脉色、生死、病有灾怪、水法、火法。

第十七篇至第二十篇论述具体疾病，如风证、积聚、癥瘕、杂虫、劳伤、传尸等。

第二十一篇至第三十二篇提出脏腑辨证纲要，开创性地提出『虚实寒热生死逆顺』脏腑辨证的八纲。首先总论五脏六腑虚实寒热生死逆顺之法，然后分论肝、胆、心、小肠、脾、胃、肺、大肠、肾、膀胱、三焦虚实寒热生死逆顺之法。该部分为全书之核心内容。

第三十三篇至第四十七篇阐述杂病辨治，分论痹证、中风、疔、痈疽、脚气、水肿、淋证、服饵得失、痞证等。

第四十八篇及第四十九篇为决死候法，包括杂病死候及察声色形证决死法。总结了危重证候的脉证。

后附『疗诸病药方六十八道』。所列方剂大多配伍严密，服法交代清楚，方论亦有精义。

三、学术成就

《中藏经》以脏腑脉证为中心，广搜而且精选《内经》、《难经》以及上古医籍中相关内容，论阴阳，析寒热，分虚实，辨脏腑，言脉证之理，揆诸大旨而融会贯通，条分缕析且发挥蕴奥，形成了独特的以脉证为中心的脏腑辨证学说。

（一）完善脏腑辨证理论

《中藏经》在《内经》的基础上，把脏腑生理病理、形证脉象进行分析整理归纳，使之更加完善。以肝脏辨证为例，首先论述肝的生理：属厥阴，主春气，与少阳胆相表里，其气嫩而软，虚而宽；然后论述其脉：弦脉为主，但有弦长、弦软、弦实、弦虚之不同，对应肝实、肝虚等不同病变；后又分析肝之病脉及其所主病证；接着论述肝病证候的发展及转归；最后对肝中寒、肝中热、肝虚冷三大证候的脉证加以分析。

《中藏经》对三焦的功能尤为重视，认识到：『三焦通，则内外左右上下皆通也。其于周身灌体，和内调外，荣左养右，导上宣下，莫大于此者也。又名玉海、水道。』进一步指出：『三焦之气和则内外和，逆则内外逆。』三焦虽无形，但其证候可辨。《中藏经》对于三焦生理病理的论述使得三焦辨证理论得以充实发展。

（二）明确形色脉证在判别预后中的作用

《中藏经》明确提出了以形脉证相结合的方法来判断疾病预后的观点。该书首先在《脉要论》、《五色脉论》、《脉病外内证决论》等篇中概述判别预后的准则，如：『面青无右关脉者，脾绝也；面赤无右寸脉者，肺绝也；面白无左关脉者，肝绝也；面黄无左尺脉者，肾绝也；面黑无左寸脉者，心绝也。五绝者死。夫五绝当时即死，非其时则半岁死。』其次，在论述具体脏腑疾病时进一步阐明判别之法，如论述肾病时，曰：『又肾脉来，喘喘累累如钩，按之而坚，曰平；又来如引葛，按之益坚，曰病；来如转索，辟辟如弹石，曰死。』此外，《中藏经》在《论诊杂病必死候》、《察声色形证决死法》两篇中，总结了六十四种逆证和五十二种危重证候，为后世中医临证提供了宝贵经验。

（三）丰富了某些疾病辨治思路

《中藏经》对于中风、痹证、积聚癥瘕、杂虫、劳伤、传尸、痈疽、五疔、脚弱、水肿、淋证等病做了深入探讨，对其病因病机、治则治法等方面的认识多有独到之处。

在《内经》、《难经》所述风、寒、湿痹的基础上，提出筋、肉、血、骨、气之五痹，云：『大凡风寒暑湿之邪入于肝，则名筋痹；入于肾，则名骨痹；入于心，则名血痹；入于脾，则名肉痹；入于肺，则名气痹。感病则同，其治乃异。痹者闭也，五脏六腑，感于邪气，乱于真气，闭而不仁，故曰痹。』

治法方面，《中藏经》指出中风治法：『在上则吐之，在中则泻之，在下则补之，在外则发之，在内则温之按之熨之也。吐谓出其涎也，泻谓通其塞也，补谓益其不足也，发谓发其汗也，温谓驱其湿也，按谓散其气也，熨谓助其阳也，治之各合其宜，安可一揆。』较《内经》、《难经》、《伤寒杂病论》中的相关论述更为精详。

（四）论述治法详尽，处方用药诡奇

古今医家对治法的相关论述并不少见，但少有如《中藏经》这般条理清晰、透彻全面的。《论诸病治疗交错致于死候》篇系统论述了下、汗、吐、灸、针、导引、按摩、蒸熨、澡洗、愉悦、和缓等治法，指出汤、圆、散等方剂的适用范围，分析了治法使用不当所造成的后果，论中肯綮。如云：『可汗而不汗，则使人毛孔关塞，闷绝而终。合吐而不吐，则使人结胸上喘，水食不入而死。当灸而不灸，则使人冷气重凝，阴毒内聚，厥气上冲，分队不散，以致消减。当针而不针，则使人荣卫不行，经络不利，邪渐胜真，冒昧而昏。』

《中藏经》的方药颇具特色。其下卷所载六十八道方药中，部分带有方术家的特色，如太上延年万胜追魂散、葛玄真人百补构精圆、大圣通神乳香膏、明目丹、扁鹊玉壶丹、破棺丹等。用药风格及制法独树一帜，在不少方剂中使用了硫、铅、砒、汞等药性峻烈之品。其用药方法、适应证等对现代中医科研及临床或有启发作用，值得重视。

（五）保存了古医经的部分内容

《中藏经》所引某些《金匮》、《至真要论》等文，并不见于流传至今的《黄帝内经》或《伤寒杂病论》，且其引述的医学思想与《内经》所述不尽相同。如《素问·四气调神大论》谓：『春夏养阳，秋冬养阴，以从其根。』在《中藏经》所引古医经《金匮》中言：『秋首养阳，春首养阴，阳勿外闭，阴勿外侵。』这些文献资料一方面为考镜源流、辨章学术提供了基础，另一方面也体现了中医学术思想的百家争鸣。

四、学术地位和影响

《中藏经》的学术地位及影响表现在多个方面。『虚实寒热生死逆顺』的脏腑八纲辨证是《中藏经》的核心思想。以虚实寒热辨病性，以生死逆顺辨病势预后，这与《内经》、《伤寒》中的脏腑辨证理论不同。唐孙思邈的《备急千金要方》（三十卷本）第十一卷至二十卷或是在《中藏经》脏腑辨证的基础上发展而来的。脏腑八纲辨证理论促进了后世易水学派的形成。此外，《中藏经》中强调的『重阳』思想对张景岳、赵献可的温补学派亦有影响。叶天士的『妙香丸』系从《中藏经》『救生圆』、『取积聚方』化裁而来。

《中藏经》对后世医学的影响从上可见一斑，但因其成书年代尚无定论，使其学术地位及影响存在争议。如，有学者认为《中藏经》脏腑辨证部分系隐括《备急千金要方》的托名之作。关于《中藏经》辨伪问题，清周学海尝云：『夫古医经之传于世者，尚有几卷？而好生异议，以矜博洽者，必欲旁称曲引，反复以斥其伪，是将古籍澌灭，至无一存而后快也，吾不知其所用意矣！』

虽然《中藏经》的成书年代及作者尚不明确，致其有『伪书』之评，但不能抹杀其学术价值及影响。从《中藏经》内容上看，其先论述中医学基本理论，再论述具体疾病脉证，以此为基础提出脏腑辨证纲要，而后阐述杂病治法，总结危重证候之脉证，最后详论方药组成及用药方法。在三万余字不大的篇幅中，从理论到临床均有详尽论述，其中虽或有『伪作』之处，但并不是简单地增补、转抄、杂糅。全书以脏腑八纲辨证为核心，形成了一套完整的理法方药体系，具有独特的理论和临床价值。

五、版本流传

据马继兴先生考证：《中藏经》在宋代以前，传本不详。宋代以后，版本可分四类，即一卷本、二卷本、三卷本、八卷本。诸本篇次内容基本一致。二卷本、三卷本、八卷本均系从一卷本中析出者。

一卷本南宋诸家书志有载，明末清初尚有一卷本抄本，但此后未见传世。

三卷本始自南宋楼钥校本，其以闽中仓司本（孙星衍所谓『库本』）参校陆从老家藏本（孙星衍所谓『陆本』）而成。楼钥校本及『库本』、『陆本』均已不存。元时赵孟頫据楼钥校本写录两本，是《中藏经》已知现存最早传本（赵孟頫写本之一藏于台北故宫博物院，另一本今下落不详。今国内存有赵氏写本影写本两种，其中一种缺卷上第一至第九篇和卷中）。清孙星衍将两种赵孟頫手写本辑合而成三卷本，即孙星衍本，收入《平津馆丛书》。而后，清周学海在孙星衍本基础上进行校勘，『前三卷悉遵孙本……坊本方三卷，题为附方，并内照法附刻于后。』形成周学海校本，此本收入《周氏医学丛书》。

八卷本者，明吴勉学校刻《古今医统正脉全书》时收入《中藏经》，为八卷本，此即医统本。同属该版本系统的还有日本宽保二年浪华书局刊本，清光绪四年徐舜山刊本、光绪六年冯烘记刊本等。

二卷本者，乃清乾隆五十年（1785）周锡瓒据旧抄一卷本，参照吴勉学本析成二卷而成。此本虽佚，而有清嘉庆五年（1800）复刊本传世。

六、校注说明

（一）本次校注以清嘉庆十三年（1808）孙星衍校勘《平津馆丛书》为底本（简称『孙本』）。该本系孙星衍将两种赵孟頫手写本辑合而成，孙氏将赵写本与明本相较，云：『前后两本校勘，明本每篇脱落舛误，凡有数百字，其方药名件次序分量，俱经后人改易，或有删去其方者，今以赵写两本为定』。可见，孙本具有内容全、质量高、保存赵写本原貌等特点，今用作底本。

主校本选清光绪辛卯年（1891）周学海刊刻《周氏医学丛书》本（简称『周本』）。周学海精通医理，犹擅脉学。周本为周氏在孙本基础上校勘、增录而成，校注精当，刊刻清晰，故用作主校本。此外，选取日本宽保二年浪华书局刊本（简称『宽保本』）为参校本，宽保本与孙本、周本属不同传本系统，用之参校以取长补短，辨误存真。

（二）由于本书是据底本影印出版，对原文不作任何改动，遇重要字词缺失者，在校注中予以说明。

（三）同一字词，义亦同者，仅在首次出现时出校。

（四）底本与校本不同之处，若底本义胜则不出校。

嘉慶十三年太歲戊辰春

華氏中藏經

平津館孫氏刊版

重校華氏中藏經序

華氏中藏經見鄭樵通志藝文畧①爲一卷陳振孫書録解題②同云漢譙郡③華陀元化撰宋史藝文志華氏作黃蓋誤今世傳本有八卷吳勉學刊在古今醫統中④余以乾隆丁未年入翰林在都見趙文敏⑤手寫本卷上自第十篇性忌⑥則脉急巳⑦下起至第二十九篇爲一卷卷下自萬應圓藥方至末爲一卷失其中卷審⑧是眞蹟後歸張太史錦芳其弟録稾⑨贈余又以嘉慶戊辰年乞假南歸在吳門見周氏所藏元人寫本亦稱趙書具有上中下三卷而缺論診襍⑩病必死候第四十八及察聲色形證決死法第四十九兩篇合

前後二本校勘明本每篇脱落舛誤凡有數百字其方藥名件次序分量俱經後人改易或有刪去其方者今以趙寫兩本爲定此書文義古奥似是六朝人所撰非後世所能假託⑪考隋書經籍志有華陀觀形察色并三部脈經一卷疑即是中卷論診襍病必死候巳下二篇故不在趙寫本中未敢定之鄧處中之名不見書傳陳振孫亦云自言爲華先生外孫稱此書因夢得于石函莫可考也序末稱甲寅秋九月序古人亦無以干支紀歲不著歲字者疑其序僞作至一卷三卷八卷分合之異則後人所改趙寫本旁注有高宗孝宗廟諱⑫又稱有庫本陸本⑬異同是依宋本

手錄元代不避宋諱而不更其字可見古人審慎闕疑⑭之意此書　四庫書旣未錄存又兩見趙寫善本急宜刋刻以公同好卷下萬應圓等皆以丸散治疾而無湯藥古人配合藥物分量案五藏五味配以五行生成之數今俗醫任意增減不識君臣佐使是以古人有不服藥爲中醫之歎要知外科丸散率用古方分量故其劾過于内科此即古方不可增減之明證余所得宋本醫學書甚多皆足證明人改亂古書之謬惜無深通醫理者與共證之嘉慶十三年太歲戊辰十月四日孫星衍撰序于安德使署之平津館

江寧劉文楷模鐫

校注

①鄭樵通志藝文畧：郑樵，南宋人，撰《通志·艺文略》。『畧』为『略』的异体字。
②陳振孫書錄解題：陈振孙，南宋人，撰《直斋书录解题》。
③譙郡：汉代郡名，今安徽亳州。
④吳勉學刊在古今醫統中：吴勉学，明代人，刊刻众多医书。『古今醫統』，即《古今医统正脉全书》，明王肯堂辑。
⑤趙文敏：即赵孟頫，字子昂，号松雪道人，卒谥文敏，南宋书画家。
⑥忌：据正文，此处『忌』当为『急』。
⑦巳：据文义此应为『已』形误，『已』同『以』。
⑧審：确实。
⑨稾：为『稿』的异体字。
⑩褋：为『杂』的异体字。
⑪假託：假托。
⑫高宗孝宗廟諱：指『构』字、『慎』字。高宗为南宋皇帝赵构的庙号；孝宗为南宋皇帝赵昚（『昚』同『慎』）的庙号。
⑬庫本陸本：库本为宋代官刻本；陆本指宋代陆从老家藏本。
⑭闕疑：有疑问的地方予以保留。

華氏中藏經序

應靈洞主探微眞人少室山鄧處中撰

華先生諱佗字元化性好恬淡喜味方書多遊名山幽洞往往有所遇一日因酒息于公宜山古洞前忽聞人論療病之法先生訝其異潛①逼洞竊聽須臾有人云華生在邇術可付焉復有一人曰道生性貪不憫生靈安得付也先生不覺愈駭躍入洞見二老人衣木皮頂草冠先生躬趨左右而拜曰適聞賢者論方術遂乃忘歸況濟人之道素所好爲所恨者未遇一法可以施驗徒自不足耳願賢者少察愚誠乞與開悟終身不負恩首坐先生云術亦不惜恐異日與

子爲累若無高下無貧富無貴賤不務財賄不憚勞苦矜②老恤幼爲急然後可脫子禍先生再拜謝曰賢聖之語一一不敢忘俱能從之二老笑指東洞云石牀③上有一書函子自取之速出吾居勿示俗流宜秘密之先生時得書回首已不見老人先生懾怯離洞忽然不見④雲奔雨瀉石洞摧塌既覽其方論多奇怪從茲施試效無不存神先生未六旬果爲魏所戮老人之言預有斯驗余乃先生外孫也因吊⑤先生寢室夢先生引余坐語中藏經眞活人法也子可取之勿傳非人余覺驚怖不定遂討先生舊物獲石函一具開之得書一帙廼⑥中藏經也予性拙於用復授次子

思固以志其實甲寅秋九月序此序趙寫本所無以是後人僞作姑附存之

校注

①潛逼：悄悄地接近。『潛』：悄悄地；『逼』：接近。
②矜：怜惜。
③牀：为『床』的异体字。
④不見：据文义，此处『不』字疑衍。
⑤弔：为『吊』的异体字，凭吊。
⑥廼：为『乃』的异体字。

華氏中藏經卷上

賜進士及第授通奉大夫署山東布政使督糧道孫星衍校

人法於天地論第一

人者上稟天下委地陽以輔之陰以佐之天地順則人氣泰天地逆則人氣否是以天地有四時五行寒①暄動靜其變也喜爲雨怒爲風結爲霜張爲虹此天地之常也人有四肢五臟呼吸寤寐精氣流散行爲榮張爲氣發爲聲此人之常也陽施於形陰②慎於精天地之同也失其守則蒸而熱發③否而寒生結作癭瘤陷作癰疽盛而爲喘減而爲枯彰於面部見於形體天地通塞一如此矣故五④緯盈虧星辰差⑤忒日月

交蝕孛⑥飛走乃天地之災怪也寒暄不時則天地之蒸否也土起石立則天地之癰疽也暴風疾雨則天地之喘乏也江河竭耗則天地之枯焦也鑒者決之以藥⑦濟之以鍼化之以道佐之以事故形體有可救之病天地有可去之災人之危厄死生稟於天地陰之病也來亦緩而去亦緩陽之病也來亦速而去亦速陽生於熱熱而舒緩陰生於寒寒則拳急⑧寒邪中於下熱邪中於上飲食之邪中於中人之動止本乎天地知人者⑨有驗於天知天者必有驗於人天合於人人法於天見天地逆從則知人衰盛人有百病病有百候候有百變皆天地陰陽逆從而生苟能窮

究乎此如其⑩神耳

陰陽大要調神論第二

天者陽之宗地者陰之屬陽者生之本陰者死之基天地之間陰陽輔佐者人也得其陽者生得其陰者死陽中之陽爲高眞⑪陰中之陰爲幽鬼⑫故鍾⑬於陽者長鍾於陰者短多熱者陽之主多寒者陰之根陽務其上陰務其下陽行也速陰行也緩陽之體輕陰之體重陰陽平則天地和而人氣寧陰陽逆則天地否而人氣厥故天地得其陽則炎熾得其陰則寒凜陽始於子⑭前末於午⑮後陰始於午後末於子前陰陽盛衰各在其時更始更末無有休息人能從之亦智也

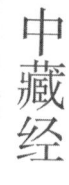

金匱⑯日秋首⑰養陽春首⑱養陰陽勿外閉陰勿外侵火出於木木生於金水火通濟上下相尋人能循此永不湮沈⑲此之謂也嗚呼凡愚豈知是理舉止失宜自致其罹外以風寒暑溼内以飢飽勞役爲敗欺殘正體消亡正神縛絆其身死生告陳殊不知脉有五死氣有五生陰家脉重陽家脉輕陽病陰脉則不永陰病陽脉則不成陽候多語陰症無聲多語者易濟無聲者難榮陽病則旦靜陰病則夜寧陰陽運動得時而行陽虛則暮亂陰虛則朝爭朝暮交錯其氣厥横死生致理陰陽中明陰氣下而不上曰斷絡陽氣上而不下曰絶經陰中之邪曰濁陽中之邪曰清火來

坎戶水到離[20]扃陰陽相應方乃和平陰不足則濟之以水母陽不足則助之以火精陰陽濟[21]等各有攀陵上通三寸[22]日陽之神路下通三寸[23]日陰之鬼程陰常宜損陽常宜盈居之中者陰陽勻停是以陽中之陽天仙賜號陰中之陰下鬼持名順陰者多消滅順陽者多長生逢斯妙趣無所不靈

生成論第三

陰陽者天地之樞機五行者陰陽之終始非陰陽則不能爲天地非五行則不能爲陰陽故人者成於天地敗於陰陽也由五行逆從而生焉天地有陰陽五行人有血脉五臟五行者金木水火土也五臟者肺

肝心腎脾也金生水水生木木生火火生土土生金則生成之道循環無窮肺生腎腎生肝肝生心心生脾脾生肺上下榮養無有休息故金匱至眞要論云心生血血爲肉之母脾生肉肉爲血之舍㉔肺屬氣氣爲骨之基腎應骨骨爲筋之本肝系筋筋爲血之源五臟五行相成相生晝夜流轉無有始終從之則吉逆之則凶天地陰陽五行之道中含於人人得者可以出陰陽之數奪天地之機悅五行之要無終無始神仙不死矣

陽厥論第四

驟風暴熱雲物飛颺㉕晨晦暮晴夜炎晝冷應寒不寒

當雨不雨水竭土壞時歲大旱草木枯悴江河乏涸此天地之陽厥也暴壅塞忽喘促四肢不收二腑不㉖利耳聾目盲咽乾口焦舌生瘡鼻流清涕頰赤心煩頭昏腦重雙睛似火一身如燒素不能者乍能素不欲者乍欲登高歌笑棄衣奔走狂言妄語不辨親疎發躁無度飲水不休胸膈膨脹腹與脇滿悶背疽肉爛煩㉗潰消中食不入胃水不穿腸驟腫暴滿叫呼昏目不省人事疼痛不知去處此人之陽厥也陽厥之脉舉按有力者生絶者死

陰厥論第五

飛霜走雹朝昏暮靄雲雨飄颻風露寒冷當熱不熱

未寒而寒時氣霧露㉘泉生田野山摧地裂土壞河溢月晦日昏此天地之陰厥也暴啞卒寒㉙一身拘急四肢拳攣唇青面黑目直口噤心腹滿痛頭頷搖鼓㉚腰腳沉重語言謇澀上吐下瀉左右不仁大小便活㉛吞吐驚㉜涕悲憂慘慽喜怒無常者此人之陰厥也陰厥之脉舉指弱按指大者生舉按俱絶者死一身悉冷額汗自出者亦死陰厥之病過三日勿治

陰陽否格論第六

陽氣上而不下日否陰氣下而不上亦日否陽氣下而不上日格陰氣上而不下亦日格否格者謂陰陽不相從也陽奔於上則燔㉝脾肺生其疽也其色黄赤

皆起於陽極也陰走於下則冰腎肝生其厥也其色青黑皆發於陰極也疽爲黃疸也厥爲寒厥也由陰陽否格不通而生焉陽燔則治以水陰厥則助以火㉞乃陰陽相濟之道耳

寒熱論第七

人之寒熱往來者其病何也此乃陰陽相勝也陽不足則先寒後熱陰不足則先熱後寒又上盛則發熱下盛則發寒皮寒而燥者陽不足皮熱而燥者陰不足皮寒而寒者陰盛也皮熱而熱者陽盛也發熱於下則陰中之陽邪也發熱於上則陽中之陽邪也寒起於上則陽中之陰邪也寒起於下則陰中之陰邪

也寒而頰赤多言者陽中之陰邪也熱而面青多言者陰中之陽邪也寒而面青多言者陰中之陰邪也若不言者不可治也陰中之陰中者一生九死陽中之陽中者九生一死陰病難治陽病易醫診其脉候數在上則陽中之陽也數在下則陰中之陽也遲在上則陽中之陰也遲在下則陰中之陰也數在中則中熱遲在中則中寒寒用熱取熱以寒攻逆順之法從乎天地本乎陰陽也天地者人之父母也陰陽者人之根本也未有不從天地陰陽者也從者生逆者死寒之又寒熱之又熱者生金匱大要論云夜發寒者從夜發熱者逆晝發熱者從晝發寒者逆從逆之

兆亦在乎審明

虛實大要論第八

病有藏虛臟實腑虛腑實上虛上實下虛下實狀各不同宜深消息[36]腸鳴氣走足冷手寒食不入胃吐逆無時皮毛憔悴肌肉皺[37]皺耳目昏塞語聲破散行步喘促精神不收此五臟之虛也診其脉舉指而活按之而微看在何部以斷其臟也又按之沈小弱微短濇軟濡俱爲臟虛也虛則補益治之常情耳飲食過多大小便難胷膈滿悶肢節疼痛身體沈重頭目昏眩唇腫脹咽喉閉塞腸中氣急皮肉不仁暴生喘乏偶作寒熱瘡疽并起悲喜時來或自痿弱或自高強

氣不舒暢血不流通此臟之實也診其脈舉按俱盛
者皆實也又長浮數疾洪緊弦大俱曰實也看在何經
而斷其臟也頭疼目赤皮熱骨寒手足舒緩血氣壅
塞丹痛更生咽喉腫痛輕按之痛重按之快食飲如
故曰脾實也診其脈浮而實大者是也皮膚瘙癢肌
肉腫脹食飲不化大便滑而不止診其脈輕手按之
得滑重手按之得平此乃脾虛也看在何經而正其
[38]時也胸膈痞滿頭目碎痛飲食不下腦項昏重咽喉
不利涕唾稠粘診其脈左右寸口沈結實大者上實
也頰赤心[39]忪舉動顛僻語聲嘶[40]嗄唇焦口乾喘乏兼
力周小顏色頤頷腫滿診其左右寸脈弱而微者上

虛也大小便難飲食如故腰脚沉重臍腹疼痛診其左右手脉尺中脉伏而濇者下實也大小便難飲食進退腰脚沉重如坐水中行步艱難氣上奔衝夢寐危嶮診其左右尺中脉滑而濇㊶者下虛也病人脉微澁短小俱屬下虛也

上下不寧論第九

脾病者上下不寧何謂也脾上有心之母下有肺之子心者血也屬陰肺者氣也屬陽脾病則上母不寧母不寧則爲陰不足也陰不足則發熱又脾病則下子不寧子不寧則爲陽不足也陽不足則發寒脾病則血氣俱不寧血氣不寧則寒熱往來無有休息故

脾㊷如瘧也謂脾者土也心者火也肺者金也火生土土生金故曰上有心母下有肺子脾居其中病則如斯耳他臟上下皆法於此也

脉要論第十

脉者乃氣血之先也氣血盛則脉盛氣血衰則脉衰氣血熱則脉數氣血寒則脉遲氣血微則脉弱氣血平則脉緩又長人脉長短人脉短（趙寫本起性急則脉急）性急則脉急性緩則脉緩反此者逆順此者從也又諸數爲熱諸遲爲寒諸緊爲痛諸浮爲風諸滑爲虛諸伏爲聚諸長爲實諸短爲虛又短澀沈遲伏皆屬陰數滑長浮緊皆屬陽陰得陰者從陽得陽者順違之者

逆陰陽消息㊸以經而處之假令數在左手得之浮者熱入小腸得之沈者熱入於心餘皆倣此㊹㊺

五色一作絶脉論第十一

面青無右關脉者脾絶也面赤無右寸脉者肺絶也面白無左關脉者肝絶也面黄無左尺脉者腎絶也面黑無左寸脉者心絶也五絶者死夫五絶當時即死非其時則半歲死然五色雖見而五脉不見即非病者矣以下趙寫本缺

脉病外内證決論第十二

病風人脉㊻腎數浮沈有汗出不止呼吸有聲者死不然則生病氣人一身悉腫四肢不收喘無時厥逆不

淫脉候沈小者死浮大者生病勞人脱肛骨肉相失聲散嘔血陽事不禁夢寐交侵呼吸不相從晝涼夜熱者死吐膿血者亦死其脉不數有根蔕者及頰不赤者生病腸澼㊼者下膿血病人脉急皮熱食不入腹脹目瞪者死或一身厥冷脉沈細而不生者亦死食如故脉沈浮有力而不絶者生病熱人四肢厥脉弱不欲見人食不入㊽利下不止者死食入四肢温脉大語狂無睡者生病寒人狂言不寐身冷脉數喘息目直者死脉有力而不喘者生陽病人（此篇精神顛倒已上趙寫本亦缺）精神顛倒寐而不惺㊾言語失次脉候浮沈有力者生無力及食不入胃下利不定者死久病人脉大身

瘦食不充腸言如不病坐卧困頓者死若飲食進退脉小而有力言語輕嘶額無黑氣大便結澀者生大凡陽病陰證陰病陽證身瘦脉大肥人脉衰上下交變陰陽顛倒冷熱相乘皆屬不吉從者生逆者死治療之法宜深消息

生死要論第十三

凡不病而五行絶者死不病而性變者死不病而暴語妄者死不病而暴不語者死不病而暴喘促者死不病而暴强厥一作中者死不病而暴目盲者死不病而暴耳聾者死不病而暴痿緩者死不病而暴腫滿者死不病而暴大小便結者死不病而暴無脉者死

不病而暴昏冒如醉者死此皆内氣先盡絶一作故也逆者即死順者二年無有生者也

病有災怪論第十四

病有灾怪何謂也病者應寒而反熱應熱而反寒應吐而不吐應瀉而不瀉應汗而不汗應語而不語應寐而不寐應水而不水皆屬灾怪也此乃五臟之氣不相隨從而致之矣四逆者不治四逆者謂主客運氣俱不得時也

水法有六論第十五

病起於六腑者陽之系也陽之發也或上或下或内或外或畜在中行之極也有能歌笑者有能悲泣者

有能奔走者有能呻吟者有自委曲者有自高賢者有寤而不寐者有寐而不寤者有能食而不便利者有不能食而便自利者有能言而聲清者有不能言而聲昧者狀各不同皆生六腑也喜其通者因以通之喜其塞者因以塞之喜其水者以水濟之喜其冰者以冰助之病者之樂（51）勿違背亦不可强抑之也如此從順則十生其十百生其百疾無不愈矣

火法有五論第十六

病起於五臟者皆陰之屬也其發也或偏枯或痿躄（52）或外寒而内熱或外熱而内寒或心腹膨脹或手足拳攣或口眼不正或皮膚不仁或行步艱難或身體

强硬或吐瀉不息或疼痛不寧或暴無語或久無音緜緜默默㊿狀若死人如斯之候備出於陰陰之盛也陽必不足陽之盛也陰必不盈故前論云陽不足則助之以火精陰不足則濟之以水母者是也故喜其汗者汗之喜其温者温之喜其熱者熱之喜其火者火之喜其湯者湯之温熱湯火亦在其宜（孝宗廟諱）勿强之如是則萬全其萬水火之法眞陰陽也治救之道當詳明矣

風中有五生死論第十七

風中有五者謂肝心脾肺腎也五臟之中其言生死狀各不同心風之狀（一作候）汗自出而好偃㊾仰臥不可

轉則㊺言語狂妄若唇正赤者生宜於心俞灸之若唇面或青或黄或白或黑其色不定眼瞤動不休者心絶也不可救過五六日即死耳肝風之狀青色圍目連額上但坐不得倨僂者㊻可治若喘而目直視唇面俱青者死肝風宜於肝俞灸之脾風狀一身通黃腹大而滿不嗜食四肢不收持若手足未青而面黃者可治不然即死脾風宜於脾俞灸之腎風之狀但踞㊼坐而腰腳重痛也視其脇下未生黃點者可治不然即死矣腎風宜灸腎俞穴也肺風之狀胷㊽中氣滿冒昧汗出鼻不聞香臭喘而不得臥者可治若失血及妄語者不可治七八日死肺風宜於肺俞灸之凡診

其脉滑而散者風也緩而大浮而緊（一作虛）軟而弱皆屬風也中風之病鼻下赤黑相兼吐沫而身直者七日死也又中風之病口噤筋急脉遲者生脉急而數者死又心脾俱中風則舌強不能言也肝腎俱中風則手足不遂也風之厥皆由於四時不從之氣故爲病焉有癮㽲[59]者有偏枯者有失音者有歷節者有顛厥者有疼痛者有聾瞽[60]者有瘡癩者有脹滿者有喘乏者有赤白者有靑黑者有瘙痒者有狂妄者皆起於風也其脉浮虛者自虛而得之實大者自實而得之弦緊者汗出而得之喘乏者飲酒而得之癲厥者自勞而得之手足不中者言語蹇澀者房中而得之

癮瘮者自痺（一作畀）[61]濕而得之歷節疼痛者因醉犯房而得之聾瞽瘡癩者自五味飲食冒犯禁忌而得之千端萬狀莫离於五臟六腑而生矣所使之候[62]配以此耳

積聚癥瘕雜蟲論第十八

積聚癥瘕雜蟲者皆五臟六腑真氣失而邪氣[63]併遂乃生焉久之不除也或積或聚或癥或瘕或變爲蟲其狀各異有能害人者有不能害人者有爲病緩者有爲病速者有疼者有痒者有生頭足者有如杯塊[64]者勢類不同[65]蓋因内外相感真邪相犯氣血熏搏交合而成也積者系于臟也聚者系于腑也癥者系于

氣也瘕者系于血也蟲者乃血氣食物相感而化也故積有五聚有六癥有十二瘕有八蟲有九其名各不同也積有心肝脾肺腎⑥也聚有大腸小腸膽胃膀胱三焦之六名也癥有勞氣冷熱虛實風溼食藥思憂之十二名也瘕有青黃燥血脂狐蛇⑥鼈之八名也蟲有伏蛇⑧白肉肺胃赤弱蟯之九名也爲病之說出於諸論治療之法皆具於後

勞傷論第十九

勞者勞於神氣也傷者傷於形容也飢飽無度則傷脾思慮過度則傷心色慾過度則傷腎起居過常⑥則傷肝喜怒悲愁過度則傷肺又風寒暑溼則傷于外

飢飽勞役則敗於內晝感之則病榮夜感之則病衛榮衛經行內外交運而各從其晝夜也(70)勞於一一起爲二二傳於三三通於四四干於五五復犯一(71)一至於五邪乃深藏眞氣自失使人肌肉消神氣弱飲食減行步艱難及其如此雖司命亦不能生也故調神氣論曰調神氣(孝宗廟諱)酒色節起居省思慮薄滋味者長生之大端也診其脉甚數(一作數甚下倣此)甚急甚細甚弱甚微甚濇甚滑甚短甚長甚浮甚沈甚緊甚弦甚洪甚實皆生於勞傷

傳尸論第二十

傳尸者非一門相染而成也人之血氣衰弱臟腑虛

羸中於鬼氣因感其邪遂成其疾也其候或咳嗽不已或脅膈妨⑫悶或肢體疼痛或肌膚消瘦或飲食不入或吐利不定或吐膿血或嗜水漿或好歌詠⑬或愛悲愁或癲風一作狂發歇或便溺艱難或因酒食而遇或因風雨而來或問病弔喪而得或朝走暮遊而逢或因氣聚或因血行或露臥於田野或偶會於園林鍾⑭此病死之氣染而爲疾故曰傳尸也治療之方備於篇末

論五臟六腑虛實寒熱生死逆順之法第二十一

夫人有五臟六腑虛實寒熱生死逆順皆見於形證脉氣若非診察無由識也虛則補之實則瀉之寒則

温之熱則涼之不虛不實以經調之此乃良醫之大法也其于脉證具如篇末

論肝臟虛實寒熱生死逆順脉證之法第二十二 ⑺⑸

肝者與膽爲表裏足厥陰少陽是其經也王于春春乃萬物之始生其氣嫩而軟虛而寬故其脉弦軟不可發汗弱則不可下弦長曰平反此曰病脉虛而弦是謂太過病在外太過則令人善忘忽忽眩冒實而微是謂不及病在内不及則令人胷痛引兩脇脹滿大凡肝實則引兩脇下痛引小腹令人（本無此五字）喜怒虛則如人將捕之其氣逆則頭痛耳聾頰赤（一作腫）其脉沈之而急浮之亦然主脇肋支（一作）滿小便難頭痛

目眩其脉急甚惡言微急氣在胃脇下緩甚嘔逆微緩水痺大急内癰吐血微大筋痺小甚多飲微大（本作小）消癉（本作痺）滑甚頹疝微滑遺溺濇甚流飲⑯微濇癥攣⑰變也（本無此二字）又肝之積氣在脇久不發爲咳逆或爲痎瘧也虚則夢花草茸茸實則夢山林茂盛肝之病旦喜（一作慧）晚甚夜静肝病則頭痛脇痛（本無此二字）目眩肢滿囊縮小便不通（一作利）十日死又身熱惡寒四肢不舉其脉當弦長而急反短而濇乃金⑱刻木也十死不治又肝中寒則兩臂痛不能舉舌本燥多太息胷中痛不能轉側其脉左關上遲而濇者是也肝中熱則喘滿而多怒目疼腹脹滿不嗜食所作不定睡

中驚悸眼赤視不明其脉左關陰實者是也肝虚冷
則脇下堅痛目盲臂痛發寒熱如瘧狀不欲食婦人
則月水不來而氣急其脉左關上沉而弱者是也

論膽虛實寒熱生死逆順脉證之法第二十三

膽者中正之腑也號曰將軍決斷出焉言能喜怒剛
柔也與肝爲表裏足少陽是其經也虚則傷寒寒則
恐畏頭眩不能獨卧實則傷熱熱則驚悸精神不守
卧起不寧又玄水發則其根在于膽先從頭面起腫
至足也又肝欬⑲久不已則傳邪入于膽嘔清苦汁也
又膽病則喜太息口苦嘔清汁（一作宿汁）心中澹澹⑳恐如
人將捕之咽中介介㉑然數唾又膽脹則舌（一作脇）下痛

口苦太息也，邪氣客于膽則夢鬪訟[82]。其脈診在左手關上，浮而得之者，是其部也。膽實熱則精神不守。又膽熱則多睡，膽冷則無眠。又左關上脈陽微者，膽虛也；陽數者，膽實也；陽虛者，膽絕也。

論心臟虛實寒熱生死逆順脈證之法第二十四

心者，五臟之尊號，帝王之稱也。與小腸爲表裏，神之所舍。又主于血，屬于火，王于夏，手少陰是其經也。凡夏脈鉤，來盛去衰，故曰鉤，反此者病。來盛去亦盛，此爲太過，病在外；來衰去盛，此爲不及，病在內。太過則令人身熱而骨痛，口瘡舌焦引水；不及則令人煩躁（心一作怍），上爲欬唾，下爲氣泄[83]。其脈來累累如連珠，如循琅玕⑧④曰平，脉來累累（一本無此四字，卻作喘喘）連屬，其中微曲曰病；來前曲後倨⑧⑤，如操帶鉤曰死。又思慮過多則怵惕，怵惕傷心，心傷則神失，神失則恐懼。又眞心痛，手足寒過節五寸，則旦得夕死，夕得旦死。又心有水氣則痹，氣滯身腫，不得臥，煩而躁，其陰腫也。又心中風則翕翕（一作吸）發熱，不能行立，心中飢而不能食，食則吐嘔。夏心王，左手寸口脉洪浮大而散曰平，反此則病。若沈而滑者，水來克火，十死不治；弦而長者，木來歸子，其病自愈；緩而大者，土來入火，為微邪相干，無所害。又心病則胸中痛，四（一作脅）肢滿脹，肩背臂膊皆痛；虛則多驚悸，惕惕然無眠，胸腹及腰背引痛，喜（一作善）

悲時眩作心積氣久不去則苦憂煩心中痛實則喜笑不息夢火發心氣盛則夢喜笑及恐畏邪氣客于心則夢山邱(86)煙火心脹則心煩短氣夜臥不寧心腹痛懊憹腫氣來往上下行痛有時休作心腹中熱喜水涎出是蚘蛟（蚘恐是蚘字　蛟恐是咬字）心也心病則日中慧夜半甚平旦靜又左手寸口脉大甚則手內熱赤（一作服）腫太甚則胷中滿而煩澹澹面赤目黃也又心病則先心痛而咳不止關膈（一作格）不通身重不已三日死心虛則畏人瞑目欲眠精神不倚魂魄妄亂心脉沈小而緊浮(87)主氣喘若(88)心下氣堅實(89)不下喜咽乾(90)手熱煩滿多忘太息此得之思憂太過也其脉急(91)甚則發

狂笑微緩則吐血大甚則喉閉(一作痺)微大則心痛引背善淚出小甚則噦微小則笑消癉(一作痺)㉜滑甚則爲渴微滑則心疝引臍腹(一作腸)鳴澀甚則瘖不能言微濇則血溢手足厥耳鳴癲疾又心脉搏㉝堅而長主舌強不能語(一作言)軟而散當懾怯不食也又急甚則心疝臍下有病形煩悶少氣大熱上煎又心病狂言汗出如珠身厥冷其脉當浮而大反沈濡而滑㉞甚色當赤今反黑者水剋火十死不治又心之積沈之而空空然時上下往來無常處病胷滿脖腰腹中熱頰(一作面)赤咽乾心煩掌中熱甚則嘔血夏差(本作春差)冬甚宜急療之止于旬日也又赤黑色入口必死也面黃目

赤者亦（一作不）死赤如衃⑮血亦死又憂恚思慮太過心
氣內索⑯其色反和而盛者不出十日死扁鵲曰心絶
則一日死色見凶多而人雖健敏名爲行尸一歲之
中禍必至矣又其人語聲前寬而後急後聲不接前
聲其聲濁惡其口不正冒昧喜笑此風入心也又心
傷則心壞爲水所乘身體手足不遂骨節⑰解舒緩不
自由下利無休息此疾急宜治之不過十日而亡也
又笑不待呻而復憂此水乘火也陰繫于陽陰起陽
伏伏則生熱熱則生狂冒昧妄亂言語錯誤不可採
問（一作聞）心已損矣扁鵲曰其人唇口赤即可治青黑
即死又心瘧則先煩（一作顫）而後渴翕翕發熱也其脉

浮緊而大者是也心氣實則小便不利腹滿身熱而重溫溫欲吐吐而不出喘息急不安臥其脉左寸口與人迎皆實大者是也心虛則恐懼多驚憂思不樂胷腹中苦痛言語戰慄惡寒恍惚面赤目黃喜衄[98]血診其脉左右寸口兩虛而微者是也

論小腸虛實寒熱生死逆順脉證之法第二十五

小腸者受盛之腑也與心爲表裏手太陽是其經也心與（一本無此二字）小腸絕者六日死絕則髮直如麻汗出不已不得屈伸者是也又心咳（一本作病）久不已（一本無此二字）則傳小腸小腸咳則氣咳俱出也小腸實則傷熱熱則口生瘡虛則生寒寒則泄濃血或泄黑水其根在

小腸也又小腸寒則下腫重有熱久不出則漸生痔疾有積則當暮發熱明旦而止也病氣發則令人腰下重食則窘迫而便難是其候也小腸脹則小腹䐜脹引腹而痛也厥邪入小腸則夢聚井邑中或咽痛頷腫不可回首肩如杖（一作拔）脚如折也又黃帝曰心者主也神之舍也其臟周密而不傷傷神去神去則身亡矣故人心多不病病即死不可治也惟小腸受病多矣又左手寸口陽絕者無小腸脉也六日死病臍痺小腹中有疝瘕也左手寸口脉實大者小腸實也有熱邪則小便赤澀又實熱則口生瘡身熱去來心中煩滿體重又小腸主于舌之官也和則能言而

機關利健善別其味也虛則左寸口脉浮而微軟弱不禁按病爲驚狂無所守下空空然不能語者是也

論脾臟虛實寒熱生死逆順脉證之法第二十六

脾者土也諫議之官主意與智消磨五穀寄在其中養于四旁王于四季正王長夏與胃爲表裏足太陰是其經也扁鵲曰脾病則面色萎黃實則舌强直不嗜食嘔逆四肢緩虛則精不勝元氣乏失溺不能自持其脉來似水之流曰太過病在外其脉來如烏之距曰不及病在內太過則令人四肢沉重語言蹇澀不及令人中滿不食乏力手足緩弱不遂涎引口中出一作四肢腫脹溏瀉泄一作不時夢中飲食脾脉來而

和柔去似雞(100)距踐地曰平脉來實而滿稍數如雞舉足曰病又如鳥雀一作之啄如鳥之距如屋之漏曰死中風則翕翕發熱狀若醉人腹中煩滿皮肉瞤瞤短氣者是也王時其脉阿阿然(101)緩曰平反弦急者肝來尅脾眞鬼相遇大凶之兆反微濇而短者肺來乘脾不治而自愈反沉而滑者腎來從脾亦爲不妨反浮而洪心來生脾不爲疾耳脾病面黃體重失便目直視唇反張手足爪甲青四肢逆吐食百節疼痛不能舉其脉當浮大而緩今反弦急其色當黃而反青此十死不治也又脾病其色黃飲食不消心腹脹滿身體重肢節痛大便硬小便不利其脉微緩而長者可

治脾氣虛則大便滑小便利汗出不止五液注下爲
五色注利下也〔此四字疑是注文〕又積□□(102)久不愈則四肢
不收黃疸飲食不爲肌膚氣滿脹而喘不定也又脾
實則時夢築垣墻蓋屋脾盛則夢歌樂虛則夢飲食
不足厥邪客于脾則夢大澤邱陵風雨壞屋脾脹則
善噦四肢急體重不食善噫(103)脾病則日昳(104)慧平旦甚
日中持下晡靜脈急甚則瘈瘲微急則膈中不利
食入而還出脈緩(105)盛則痿厥微緩則風痿四肢不收
大甚則擊仆微大則痹疝氣裹(106)大膿血在胃腸之外
小甚則寒熱作微小則消癉滑甚則頹疝微滑則蟲
毒腸鳴中熱濇甚則腸癩微濇則內潰下膿血脾脈

之至也大而虛則有積氣在腹中有厥氣名曰厥疝女子同法得之四肢汗出當風也脾絕則十日死又臍出（一作凸）者亦死唇焦枯無紋理而青黑者脾先絕也脾病面黃目赤者可治青黑色入口則半歲死色如枳實者一（一作半）月死吉凶休[107]否（一作咎）皆見其色出于部分也又口噤唇黑四肢重如山不能自收持大小便利無休歇食飲不入七日死又唇雖痿黃語聲囀囀者可治脾病瘧氣久不去腹中痛鳴徐徐熱汗出其人本意寬緩今忽反常而嗔怒正[108]言而鼻笑[109]不能荅人者此不過一月禍必至矣又脾中寒熱則皆使人腹中痛不下食又脾病則舌強語澀轉筋卵縮

牽陰股引髀痛身重不思食鼓脹變則水泄不能臥者死不治也脾正熱則面黃目赤季脇痛滿也寒則吐涎沫而不食四肢痛滑泄不已手足厥甚則顫慄如瘧也臨病之時要在明證詳脉然後投湯丸求其痊損耳(110)

論胃虛實寒熱生死逆順脉證之法第二十七

胃者腑也又名水穀之海與脾爲表裏胃者人之根本也胃氣壯則五臟六腑皆壯足陽明是其經也胃氣絶則五日死實則中脹便難肢節疼痛不下食嘔吐不已虛則腸鳴脹滿引水滑泄寒則腹中痛不能食冷物熱則面赤如醉人四肢不收持不得安臥語

狂目亂便硬者是也病甚則腹脇脹滿吐逆不入食當心痛上下不通惡聞食臭嫌人語振寒喜伸欠胃中熱則唇黑熱甚則登高而歌棄衣而走顛狂不定汗出額上鼽衄不止虛極則四肢腫滿胷中短氣穀不化中⑪消也胃中風則漕泄不已胃不足則多飢不消食病人鼻下平則胃中病渴者不可治一本無上十三字作微燥而渴者可治胃脉博堅而長其色黃赤者當病折胥一作髀其脉軟而散者病食痺⑫左關上⑬脉浮而大者虛也浮而短濇者實也浮而微滑者亦虛也浮而遲者寒也浮而數者⑭實也虛實寒熱生死之法察而端謹則成神妙也

論肺臟虛實寒熱生死逆順脈證之法第二十八

肺者魄之舍，生氣之源，號爲上將軍，乃五臟之華蓋也。外養皮毛，內榮腸胃，與大腸爲表裏，手太陰是其經也。肺氣通于鼻，和則能知香臭矣。有寒則善咳（本作有病則喜熱），實則鼻流清涕。凡虛實寒熱，則皆使人喘嗽。實則夢刀兵恐懼，肩息，胸中滿；虛則寒生（一作熱），咳（一作喘）息，利下，少氣力，多悲感。王于秋。其脈浮而毛曰平。又浮而短澀者，肺脈也。其脈來毛而中央堅，兩頭（一作傍）虛，曰太過，病在外；其脈來毛而微，曰不及，病在內。太過則令人氣逆，胸滿背痛；不及則令人喘呼而咳（一作嗽），上氣見血，下聞病音。又肺脈厭厭聶聶[115]如落榆莢曰平來不上不下如循雞羽曰病來如物之浮如風吹鳥背上毛者死眞肺脉至大而虛又如以毛羽中人皮膚其色赤其毛折者死又微毛曰平毛多曰病毛而弦者曰春病[116]眩甚曰即病又肺病吐衄血皮熱脉數頰赤者死也又久欬而見血身熱而短氣脉當濇今反浮大色當白今反赤者火尅金十死不治也肺病喘咳身但寒無熱脉遲微者可治秋王于[117]肺其脉當浮濇而短曰平而反洪大而長是火刑金亦不可治又得軟而滑者腎來乘肺不治自愈反浮大而緩者是脾來生肺不治而差反弦而長者是肺被肝[118]從爲微邪雖病不妨虛則不能息耳[119]重[120]嗌乾喘咳

上氣育背痛有積則脇下脹滿中風則口燥而喘身運而重汗出而冒悶其脉按之虛弱如葱葉下無根者死中熱則唾血其脉細緊浮數芤滑皆失血病此由燥擾嗔怒勞傷得之氣壅結所爲也肺脹則其人喘咳而目如脫其脉浮大者是也又肺痿則吐涎沫而咽乾欲飲者爲愈不飲則未差又咳而遺溺者上虛不能制下也其脉沈濁者病在內浮清者病在外肺死則鼻孔開而黑枯喘而目直視也又肺絶則十二日死其狀足滿瀉痢不覺出也面白目青此謂亂經此雖天命亦不可治又飲酒當風中于肺則咳嗽喘悶見血者不可治無血者可治面黃目白者可治

(121)

肺病頰赤者死又言音喘急短氣好唾（一作睡）此爲眞鬼相害十死十百死百大逆之兆也又陽氣上而不降燔於肺肺自結邪脹滿喘急狂言瞑目非常所説而口鼻張大小便頭俱脹飲水無度此因熱傷于肺肺化爲血不可治則半歲死又肺瘧使人心寒寒甚則發熱寒熱往來休作不定多驚咳喘如有所見者是也其脉浮而緊又滑而數又遲濇而小皆爲肺瘧之脉也又其人素聲淸而雄者暴不響亮而拖氣用力言語難出視不轉睛雖未爲病其人不久又肺病實則上氣喘急咳嗽身熱脉大也虛則力乏喘促右脇脹語言氣短（一作促）者是也又乍寒乍熱鼻塞頤赤

面白皆肺病之候也

論大腸虛實寒熱生死逆順脉證之法第二十九

大腸者肺之腑也爲傳送之司號監倉之官肺病久不已則傳入大腸手陽明是其經也寒則泄熱則結絶則泄利無度利絶而死也熱極則便血又風中大腸則下血又實熱則脹滿而大便不通虛寒則滑泄不定大腸乍虛乍實乍來乍去寒則溏泄熱則垢重有積物則寒慄而發熱有如瘧狀也積冷不去則當臍而痛不能久立痛已則泄白物是也虛則喜滿喘咳而喉咽中如核妨矣

(122)

華氏中藏經卷上終

校注

①暄（xuān）：温暖。
②愼：周本注：『愼义难晓恐误。』
③否：通『痞』，阻塞。
④五緯：指金、木、水、火、土五星。
⑤差忒（tè）：差错。
⑥彗孛（bèi）：彗星。
⑦鑒者决之以藥：明智的人用药疏导。『鑒者』：明智的人；『决』：疏导。
⑧拳急：四肢拘挛难以屈伸。『拳』：肢体弯曲。
⑨者：周本『者』下有『必』字，据下文体例当从。
⑩如其：至如，至于。
⑪高眞：得道成仙的人。
⑫幽鬼：埋于地下的鬼魂。
⑬鍾：聚集。
⑭子：地支的第一位，用以纪月，则子月指农历十一月；用以纪时辰，则子时相当于夜十一时至次晨一时。
⑮午：地支的第七位，用以纪月，则午月指农历五月；用以纪时辰，则午时相当于十一时至十三时。

⑯金匱：书名，具体不详。周本注：『《金匱》文不见《内经》，盖古医经也，后篇所引多此类。』
⑰秋首：秋天的开始，农历七月。
⑱春首：春天的开始，正月。
⑲湮（yān）沈：灭亡。『沈』通『沉』。
⑳扃（jiōng）：门户。
㉑濟（qí）：通『齐』。
㉒上通三寸：指上丹田，位于脑内，两眉头连线中点后方三寸。
㉓下通三寸：指下丹田，脐下三寸。
㉔血：据文义，『血』疑作『气』。
㉕飛颺（yáng）：飞扬。
㉖二腑不利：此处指大、小便不通。
㉗烦潰：心烦。『潰』通『愦』。
㉘霖霪（yín）：久雨。
㉙卒：通『猝』，突然。
㉚頭頷（hàn）搖鼓：头摇齿击，寒战貌。『頷』：下巴；『鼓』：击打。
㉛大小便活：指大小便失禁。
㉜渌（lù）：清水。
㉝燔（fán）：烧灼。
㉞疸爲黄疸也：周本此处两『疸』皆作『疸』，当是。
㉟中（zhòng）：遭受。

㊱消息：斟酌。
㊲皴皴（cūn）：形容皮肤因干燥而皱缩开裂。『皴』，干裂。
㊳時：周本注：『时当是腑。』宽保本注：『时当作腑。』当从。
㊴忪（zhōng）：惊恐。
㊵嘶嗄（gā）：嘶哑。
㊶滑而濇：周本注：『滑涩不兼见，当有误。』可参。
㊷脾：宽保本注：『脾当作病。』可参。
㊸消息：盛衰。
㊹手：宽保本作『寸』，疑是。
㊺倣：为『仿』的异体字。
㊻腎：周本、宽保本作『紧』，当是。
㊼腸澼（pì）：大便脓血之病症。
㊽利：通『痢』。
㊾惺（xīng）：清醒。
㊿恠：为『怪』的异体字。
51孝宗廟諱：此处原当作『慎』，避宋孝宗名讳。
52痿躄（bì）：手足痿弱，无力运动。
53緜緜默默：形容虚弱无声。『緜』为『绵』的异体字。
54偃（yǎn）：仰卧。
55則：周本、宽保本作『侧』，当是。

56倨僂（jù lǚ）：腰背弯曲。
57踞坐：蹲坐。
58膂：同『胸』。
59瘮：同『疹』。
60瞽（gǔ）：眼盲。
61痺（一作卑）濕：卑湿指地势低下潮湿，据文义当作『卑湿』。
62配：为『配』的异体字。
63併：为『并』的异体字。
64杯塊：小包块。
65葢：同『盖』。
66腎：宽保本『肾』下有『之五名』三字，可参。
67鼈：为『鳖』的异体字。
68蛇：周本、宽保本作『虻』。
69常：宽保本作『度』。
70勞：宽保本『劳』上有『始』字，可参。
71勞於一……五復犯一：指劳伤按次序在五脏间相传。
72妨：宽保本作『胀』。
73詠：为『咏』的异体字。
74鍾：遭逢。
75王：通『旺』，兴盛。

⑦⑥流飲：饮停于肠道而致辘辘有声的饮证。
⑦⑦瘲攣：筋脉拘急痉挛。『瘲』是『疭』的繁体字。
⑦⑧刻：通『克』。
⑦⑨欬：为『咳』的异体字。
⑧⓪澹（dàn）澹：通『憺憺』，心神忐忑不安。
⑧①介介：气如梗貌。
⑧②鬬訟：争斗诉讼。『鬬』为『斗』的异体字。
⑧③洩：为『泄』的异体字。
⑧④琅玕（láng gān）：美玉。
⑧⑤倨（jù）：直而折曲。
⑧⑥邱：原应为『丘』，避孔子名讳改为『邱』。
⑧⑦主：周本作『之』，宽保本无『主』字，可参。
⑧⑧若：周本作『苦』，可参。
⑧⑨實：周本作『食』，疑是。
⑨⓪乾：宽保本作『唾』，疑是。
⑨①急：周本作『缓』，可参。
⑨②瘖（yīn）：为『喑』的异体字，失音。
⑨③搏：周本、宽保本作『搏』。
⑨④甚：周本、宽保本作『其』，当是。
⑨⑤衃（pēi）血：凝固呈赤黑色的败血。

⑯ 索：尽。宽保本『索』作『去』，亦通。
⑰ 解：通『懈』，松动。
⑱ 蚵：为『蛔』的异体字。
⑲ 井邑：市井。
⑳ 距：爪。
⑩ 阿阿然：长而柔貌。
⑩ □□：孙本此处空两字。周本作『气』，宽保本作『在中』，义皆通。
⑩ 噫（ài）：饱食或积食后，胃里的气体从嘴里出来并发出声音。
⑩ 日昳（dié）：太阳偏西。古代用作时间代词，指未时，即下午1至3时。
⑩ 盛：周本、宽保本作『甚』，当是。
⑩ 裹：周本作『裹』。
⑩ 休：吉庆。
⑩ 正言：话语严正。
⑩ 鼻笑：讥嘲或鄙视的表情。
⑩ 瘥损：病势减轻。
⑪ 中：宽保本注：『中当作而。』可参。
⑪ 左：周本作『右』，疑是。
⑪ 虚：周本作『实』，当是。
⑪ 實：周本、宽保本作『热』，当是。
⑪ 厭厭聶（niè）聶：轻浮无力。『厭厭』：微弱貌；『聶聶』：轻虚平和貌。

⑯眩：周本、宽保本作『弦』，当是。
⑰秋王于肺：宽保本注：『秋肺误处。』
⑱從：周本作『横』。
⑲耳重：听觉迟钝。周本作『身重』；宽保本注：『耳当作身。』可参。
⑳嗌（yì）：咽喉。
㉑燥：周本、宽保本作『躁』。按：『燥』亦有『焦躁』义。
㉒核妨：果核梗阻。『核』：果核；『妨』：阻碍。

華氏中藏經卷中

賜進士及第授通奉大夫署山東布政使督糧道孫星衍校

論腎藏虛實寒熱生死逆順脈證之法第三十

腎者精神之舍性命之根外通於耳男以閉（一作庫）精女以包血與膀胱爲表裏足少陰太陽是其經也腎氣絶則不盡其天命而死也王於冬其脈沈濡曰平反此者病其脈彈石名曰太過病在外其去如數者爲不及病在内太過則令人解㑊①脊脈痛而少氣（本作令人體瘠而少氣不欲言）不及則令人心懸如飢眇②中清③脊中痛少腸④腹滿小便滑（本云心如懸少腹痛小便滑）變赤黄色也又腎脈來喘喘累累如鉤按之而堅曰平又來如引葛⑤按

之益堅曰病來如轉索辟辟如彈石曰死又腎脉但石無胃氣亦死腎有水則腹大臍腫腰重痛不得溺陰下溼如牛鼻頭汗出是爲逆寒大便難其面反瘦也腎病手足逆冷面赤目黃小便不禁骨節煩痛小腹結痛氣上衝心脉當沈細而滑今反浮大而緩其色當黑其今反者是土來克水爲大逆十死不治也又腎病面色黑其氣虛弱翕翕少氣兩耳若聾精自出飲食少小便清膝下冷其脉沈滑而遲爲可治又冬脉沈濡而滑曰平反浮濇而短肺來乘腎雖病易治反弦細而長者肝來乘腎不治自愈反浮大而洪心來乘腎不爲害腎病腹大脛腫喘欬身重寢汗出

愲風虛則胷中痛大腹小腹痛淸厥意不樂也陰邪入腎則骨痛腰上引項⑥脊背疼此皆舉重用力及遇房汗出當風浴水或久立則傷腎也又其脉急甚則腎痿瘕疾微急則沈厥奔豚足不收緩甚則折脊微緩則洞泄食不化入咽還出大甚則陰痿微大則石水起臍下至小腹其腫埵埵⑦然而上至胃脘⑧者死不治小甚則洞泄微小則消癉滑甚則癃㿗微滑則骨痿坐弗能起目視見花濇甚則大壅塞微濇則不月⑨瘓痔又其脉之至也上堅而大有膿⑩氣在陰中及腹內名曰腎痺得之因浴冷水而卧脉來沈而大堅浮而緊苦手足骨腫厥陰痿不起腰背疼小腹腫心下

水氣時脹滿而洞泄此皆浴水中身未乾而合房得之也虛則夢舟溺人得其時夢伏水中若有所畏盛實則夢腰脊離解不相屬厥邪客於腎則夢臨深投水中腎脹則腹痛滿引背怏怏⑪然腰痹痛腎病夜半患⑫四季⑬甚下晡靜腎生病則口熱舌乾咽腫上氣嗌乾及心煩而痛黃疸腸澼痿厥腰脊背急痛嗜臥足下熱而痛胻⑭酸病久不已則腿筋痛小便閉而兩脇脹支滿目盲者死腎之積苦腰脊相引而疼飢見飽減此腎中寒結在臍下也諸積大法其脉來細軟而沉附骨者是也又面黑目白腎已內傷八日死又陰⑮縮小便不出出而不快者亦死又其色青黃連耳左⑯侏

其八年三十許百日死若偏在一邊一月死實則煩悶臍下重熱則口舌乾焦而小便澀黃寒則陰中與腰脊俱疼面黑耳乾噦而不食或嘔血者是也又喉中鳴坐而喘咳唾血出亦爲腎虛寒氣欲絶也寒熱虛實既明詳細調救即十可十全之道也

論膀胱虛實寒熱生死逆順脉證之法第三十一⑰

膀胱者津液之腑與腎爲表裏號曰水曹掾又名玉海足太陽是其經也總通於五腑所以五腑有疾即應膀胱膀胱有疾即應胞囊也傷熱則小便不利熱入膀胱則其氣急而苦小便黃澀也膀胱寒則小便數而清也又石水發則其根在膀胱四肢瘦小其腹

脹大者是也又膀胱欬久不已則傳入三焦䐜滿而不欲飲食也然上焦主心肺之病人有熱則食不入胃寒則精神不守泄利不止語聲不出也實則上絕於心氣不行也虛則引起氣之⑱于肺也其三焦之氣和則五臟六腑皆和逆則皆逆膀胱中有厥陰氣則夢行不快滿脹則小便不下臍下重悶或肩痛也絕則三日死死時雞鳴也其三焦之論備云于後

論三焦虛實寒熱生死逆順脉證之法第三十二

三焦者人之三元之氣也號曰中清之腑總領五臟六腑榮衛經絡内外左右上下之氣也三焦通則内外左右上下皆通也其於周身灌體和内調外榮左

養右導上宣下莫大於此者也又名玉海水道上則曰三管中則名霍亂下則曰走哺名雖三而歸一有其名而無形者也亦號曰孤獨之腑而衛出於上榮出於中上者絡脉之系也中者經脉之系也下者水道之系也亦又屬膀胱之宗始主通陰陽調虛實呼吸有病則苦腹脹氣滿小腹堅溺而不得便而窘迫也溢則作水留則爲脹足太陽是其經也又上焦實熱則額汗出而身無汗能食而氣不利舌乾口焦咽閉之類腹脹時時脇肋痛也寒則不入食吐酸水胸背引痛嗌乾津不納也實則食已還出膨膨然不樂虛則不能制下遺便溺而頭面腫也中焦實熱則上

下不通腹脹而喘咳下氣不止[20]上氣不下關格而不通也寒則下痢不止食飲不消而中滿也虛則腸鳴鼓脹也下焦實熱則小便不通而大便難苦重痛也虛寒則大小便泄下而不止三焦之氣和則內外和逆則內外逆故云三焦者人之三元之氣也宜修養矣

論痺第三十三

痺者風寒暑溼之氣中於人臟腑之爲也入腑則病淺易治入臟則病深難治而有風痺有寒痺有溼痺有熱痺有氣痺而又有筋骨血肉氣之五痺也大[21]凡風寒暑溼之邪入於肝則名筋痺入於腎則名骨痺

入於心則名血痺入於脾則名肉痺入於肺則名氣痺感病則同其治乃異痺者閉也五臟六腑感於邪氣亂於真氣閉而不仁故曰痺病或痛或癢或淋或急或緩而不能收持或拳而不能舒張或行立艱難或言語蹇澀或半身不遂或四肢拳縮或口眼偏邪或手足欹側㉒或能行步而不能言語或能言語或不能行步或左偏枯或右壅滯或上不通於下或下不通於上或大腑閉塞（一作小便秘澀）或左右手疼痛或得疾而即死或感邪而未亡或喘滿而不寐或昏冒而不醒種種諸症皆出於痺也痺者風寒暑溼之氣中於人則使之然也其於脉候形證治療之法亦各不同

焉

論氣痺第三十四

氣痺者愁憂思喜怒過多則氣結於上久而不消則傷肺肺傷則生氣漸衰則邪氣愈勝留於上則胸腹痺而不能食注於下則腰脚重而不能行攻於左則左不遂衝於右則右不仁貫於舌則不能言遺於腸中則不能溺壅而不散則痛流而不聚則麻眞經既損難以醫治邪氣不勝易爲痊愈其脉右手寸口沈而遲澀者是也宜節憂思以養氣孝宗廟諱絶一作喜怒以全眞此最爲良法也

論血痺第三十五

血痹者，飲酒過多，懷熱太盛，或寒折於經絡，或溼犯於榮衛，因而血搏，遂成其咎，故使人血不能榮于外，氣不能養于内，内外已失，漸漸消削。㉓左先枯則右不能舉，右先枯則左不能伸，上先枯則上不能制于下，下先枯則下不能尅于上，中先枯則不能通疏，百證千狀，皆失血也。其脉左手寸口脉結而不流利，或如斷絕者是也。

論肉痹第三十六

肉痹者，飲食不節，膏粱肥美之所爲也。脾者，肉之本，脾氣已失，則肉不榮，肉不榮則肌膚不滑澤，肌肉㉔不滑澤則腠理疏，則風寒暑溼之邪易爲入，故久不治則爲肉痺也肉痺之狀其先能食而不能充悦㉕四肢緩而不收持者是也其右關脉舉按皆無力而往來澀者是也宜節飲食以調其臟常起居以安其脾然後依經補瀉以求其愈爾

論筋痺第三十七

筋痺者由怒叫無時行步奔急淫邪傷肝肝失其氣因而寒熱所客久而不去流入筋會則使人筋急而不能行步舒緩也故曰筋痺宜活血以補肝温氣以養腎然後服餌湯丸治得其宜即疾瘳巳不然則害人矣其脉左關中弦急而數浮沉有力者是也

論骨痺第三十八

骨痺者乃嗜慾不節傷於腎也腎氣内消則不能關禁不能關禁則中上俱亂中上俱亂則三焦之氣痞而不通三焦痞而飲食不糟粕飲食不糟粕則精氣日衰精氣日衰則邪氣妄入邪氣妄入則上衝心舌上衝心舌則爲不語中犯脾胃則爲不充下流腰膝則爲不遂傍攻四肢則爲不仁寒在中則脉遲熱在中則脉數風在中則脉浮溼在中則脉濡虚在中則脉滑其證不一要在詳明治療法列于後章

論治中風偏枯之法第三十九

人病中風偏枯其脉數而面乾黑黧手足不遂語言蹇澀治之奈何在上則吐之在中則瀉之在下則補

之在外則發之在内則溫之按之熨之也吐謂出其涎也瀉謂通其塞也補謂益其不足也發謂發其汗也溫謂驅其溼也按謂散其氣也熨謂助其陽也治之各合其宜安可一揆㉖在求其本脉浮則發之脉滑則吐之脉伏而澀則瀉之脉緊則溫之脉遲則熨之脉閉則按之要察其可否故不可一揆而治者也

論五丁㉗狀候第四十

五丁者皆由喜怒憂思衝寒冒熱恣飲醇酒多嗜甘肥毒魚㉘酢醬色慾過度之所爲也蓄其毒邪浸漬臟腑久不攄㉙散始變爲丁其名有五一曰白丁二曰赤丁三曰黃丁四曰黑丁五曰青丁白丁者起於右鼻

下初起如粟米根赤頭白或頑麻或痛癢使人憎寒頭重狀若傷寒不欲食胷膈滿悶喘促昏冒者死未者可治此疾不過五日禍必至矣宜急治之赤丁在舌下根頭俱赤發痛舌本硬不能言多驚煩悶恍惚多渴引（一作飲）水不休小便不通發狂者死未者可治此疾不過七日禍必至也不可治矣大人小兒皆能患也黃丁者起于唇齒齦邊其色黃中有黃水發則令人多（一作能）食而還（一作復）出手足麻木涎出不止腹脹而煩多睡不寐者死未者可治黑丁者起於耳前狀如瘢痕其色黑長減不定使人牙關急腰脊腳膝不仁不然即痛亦不出三歲禍必至矣不可治也此

30

由腎氣漸絶故也宜愼慾事青丁者起于目下始如瘤瘢其色青硬如石使人目昏昏然無所見多恐悸惕睡不安寧久不已則令人目盲或脫精有此則不出一年禍必至矣白丁者其根在肺赤丁者其根在心黄丁者其根在脾黑丁者其根在腎青丁者其根在肝五丁之候（一作疾）最爲巨疾（一作病）不可不察也治療之法一一如左（陸本有方八道在此後印本無之今附下卷之末）

論癰疽瘡腫第四十一

夫癰疽瘡腫之所作也皆五臟六腑蓄毒不流則生（本作皆有）矣非獨因榮衛壅塞而發者也其行也有處其主也有歸假令發于喉舌者心之毒也發于皮毛者㉛

發于肌肉者脾之毒也發于骨髓者腎之毒也闕肝毒發于下者陰中之毒也發于上者陽中之毒也發于外者六腑之毒也發于內者五臟之毒也故內曰壞外曰潰上曰從下曰逆發於上者得之速發于下者得之緩感于六腑則易治感于五臟則難瘳也又近骨者多冷近虛者多熱近骨者久不愈則化血成蠱近虛者久不愈則傳氣成漏成蠱則多癢而少痛或先癢後痛成漏則多痛而少癢或不痛或不癢內虛外實者多痒而少痛外虛內實者多痛而少痒血不止者則多死膿疾潰者則多生或吐逆無度飲食不時皆癰疽之使然也種候萬一一作多端要憑詳治療

之法列在後篇

論脚弱狀候不同第四十二

人之病脚氣與氣脚之爲異何也謂人之喜怒憂思寒熱邪毒之氣自內而注入于脚則名氣脚也風寒暑濕邪毒之氣從外而入于脚膝漸傳於內則名脚氣也然內外皆以邪奪正故使人病形頗相類例其於治療亦有上下先後也故分別其目若一揆而不察其由則無理致其瘉也夫喜怒憂思寒熱邪毒之氣流入肢節或注於脚膝其狀類諸風歷節偏枯癱瘓之證但入于脚膝則謂之氣脚也若從外而入于足從足而入臟者乃謂之脚氣也氣脚者先治內而

次治外腳氣者先治外而次治內實者利之虛者益之又人之病腳氣多者何也謂人之心肺二經起于手髀腎肝三經起于足手則清邪中之足則濁邪中之人身之苦者手足耳而足則最重艱苦故風寒暑濕之氣多中於足以此腳氣之病多也然而得之病者從漸而生疾但始萌而不悟悟亦不曉醫家不爲腳氣將爲別疾治療不明因循㉜至大身居危地本從微起浸㉝成巨候流入臟腑傷於四肢頭項腹背也而疾未甚終不能知覺也特因他而作或如傷寒或如中暑或腹背疼痛或肢節不仁或語言錯亂或精神昏昧或時喘乏或暴盲聾或飲食不入或臟腑不通

或攣急不遂或舒緩不收或口眼牽搐或手足顫掉㉞種種多狀莫有達者故使愚俗束手受病死無告陳仁者見之豈不傷哉今述始末略示後學請深消息至如醉入房中飽眠露下當風取凉對月貪歡沐浴未乾而熱睡房室纔罷而衝軒㉟久立於低溼久佇㊱於水涯冒雨而行㊲瀆寒而寢勞傷汗出食飲悲生犯諸禁忌因成疾矣其於不正之氣中於上則害於頭目害於中則蠱於心腹形於下則災於腰腳及於旁則妨於肢節千狀萬證皆屬于氣腳但起於腳膝乃謂腳氣也形候脉證亦在詳明其脉浮而弦者起於風濡而弱者起於溼洪而數者起於熱遲而澁者起於

寒滑而微者起於虛牢而堅者起於實在於上則由於上在於下則由於下在於中則生於中結而因氣散則因憂緊則因怒細則因悲風者汗之而愈溼者溫之而愈熱者解之而愈寒者熨之而愈虛者補之實者瀉之氣者流之憂者寬之怒者悦之悲者和之能通此者乃謂之良醫又腳氣之病傳於心腎則十死不治入心則恍惚忘謬嘔吐食不入眠不安寧口眼不定左手寸口手脉㊳乍大乍小乍有乍無者是也入腎則腰腳俱腫小便不通呻吟不絕目額皆見黑色氣時上衝胷腹而喘其左手尺中脉絕者是也切宜詳審矣

論水腫脉證生死候第四十三

人中百病難療者莫過於水也水者腎之制也腎者人之本也腎氣壯則水還於海㊴腎氣虛則水散於皮又三焦壅塞榮衛閉格血氣不從虛實交變水隨氣流故爲水病有腫於頭目㊵者有腫於腰脚者有腫於四肢者有腫於雙目者有因嗽而發者有因勞而生者有因凝滯而起者有因虛乏而成者有因五臟而出者有因六腑而來者類目多種而狀各不同所以難治者由此百狀人難曉達縱曉其端則又苦人以嬌恣不循理法觸冒禁忌弗能備矣故人中水疾死者多矣水有十名具於篇末一曰青水二曰赤水三

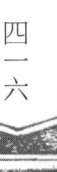

曰黃水四曰白水五曰黑水六曰玄水七曰風水八曰石水九曰裏水十曰氣水青水者其根起於肝其狀先從面腫而漸行一身也赤水者其根起於心其狀先從胷腫起也黃水者其根起於脾其狀先從腹腫也白水者其根起於肺其狀先從腳腫而上氣喘嗽也黑水者其根起於腎其狀先從足趺腫玄水者其根起于膽其狀先從頭面起腫而至足者是也風水者其根起於胃其狀先從四肢起腹滿大而通身腫也石水者其根在膀胱其狀起臍下而腹獨大是也裏水者其根在小腸其狀先從小腹脹而不腫漸漸而腫也又注云一作小腹脹而暴腫也氣水者其根在大腸其狀

乍來乍去乍盛乍衰者是也此艮由上下不通關竅不利氣血痞格陰陽不調而致之也其脉洪大者可治微細者不可治也又消渴之疾久不愈令人患水氣其水臨時發散歸於五臟六腑則生爲病也消渴者因冒風衝熱饑飽失節飲酒過量嗜慾傷頻或餌㊶金石久而積成使之然也

論諸淋及小便不利第四十四

諸淋與小便不利者皆由五臟不通六腑不和三焦痞澀榮衛耗失冒熱飲酒過醉入房竭散精神勞傷氣血或因女色興而敗精不出或因迷寵不已而真髓多輸或驚惶不次㊷或思慮未寧或飢飽過時或奔

馳㊸才定或隱忍大小便或發泄久興或寒入膀胱或暑中胞囊傷茲不慎致起斯疾狀候變異名亦不同則有冷熱氣勞膏砂虛實之八種耳冷淋者小便數色白如泔也熱淋者小便澀而色赤如血也氣淋者臍腹滿悶小便不通利而痛也勞淋者小便淋瀝不絕如水之滴漏而不斷絕也膏淋者小便中出物如脂膏也砂淋者臍腹中隱痛小便難其痛不可忍須臾從小便中下如砂石之類有大者如㊹皂子或赤或白（一作黃）色澤不定此由腎氣弱而貪於女色房而不泄泄而不止虛傷眞氣邪熱漸強結聚而成砂又如以水煮鹽火大水少鹽漸成石之類謂腎者水也㊺鹹

歸於腎水消於下虛熱日甚煎結而成此非一時而作也葢遠久乃發成即五歲敗即三年壯人五載禍必至矣宜乎急攻八淋之中唯此最危其脉盛大而實者可治虛小而澁者不可治虛者謂腎與膀胱俱虛而精滑夢泄小便不禁者也實則謂經絡閉澁水道不利而莖痛腿酸者也又諸淋之病與淋⑯相從者活反者死凶治療之際亦在詳酌耳

論服餌得失第四十五

石之與金⑰有服餌得失者葢以其宜與不宜也或草或木或金或石或單方得力或羣⑱隊獲功或金石毒發而致斃或草木勢助而能全其驗不一者何也基

本實者得宣通之性必延其壽㊾基本虛者得補益之情必長其年虛而過瀉實乃更增千死其千萬殁其萬則決然也又有年少之輩富貴之人恃其藥力恣其酒慾誇弄其術暗使精神內損藥力扶持忽然疾作何能救療如是之者豈知灾從內發但恐藥餌無徵㊿功實可歎哉其於久服方藥在審其宜人藥相合效豈妄邪假如臟不足則補其臟腑有餘則瀉其腑外實則理外內虛則養內上塞則引上下塞則通下中濇結一作則解中左病則治左右病則治右上下左右內外虛實各稱其法安有橫夭者也故藥無不効病無不愈者切務於謹察矣

辨三痞論并方第四十六

金石草木單服皆可以不死者有驗無驗在乎有志無志也雖能久服而有其藥熱壅塞而不散或上或下或痞或澀各有其候請速詳明用其此法免敗其志皆於壽矣謹論候并方具在後篇

辨上痞候并方

上痞者頭眩目昏面赤心悸肢節痛前後不仁多痰短氣懼火喜寒又狀若中風之類者是也宜用後方

桑白皮闊一寸長一尺　檳榔一枚　木通一尺去皮一本作一兩

大黃三分濕紙煨　黃芩一分　澤瀉二兩

右剉為㉛麤末水五升熬取三升取清汁分二一本作三

服食後臨卧服

辨中痞[52]并方

中痞者腸滿四肢倦行立艱難食已嘔吐冒昧減食或渴者是也宜用後方

大黃一兩濕紙十重包裹煨令香熟切作片子　檳榔一枚

木香一分

右爲末生蜜爲圓如桐子大每服三十丸生姜湯下食後日午日進二服未減加之效即勿再服附方

桂五錢不見火　檳榔一箇　黑牽牛四兩生爲末二兩

右爲末蜜酒調二錢以利爲度

辨下痞候并方

下痞者小便不利臍下滿硬語言蹇滯腰背疼痛脚重不能行立者是也宜用後方

瞿麥頭子一兩　官桂一分　甘遂三分

車前子一兩炒

右件爲末以豶猪腎[53]一箇去筋膜薄批開入藥末二錢匀糝[54]溼紙裹慢火煨熟空心細嚼温酒送下以大利爲度小便未利臍腹未軟更服附方

葱白一寸去心入硇砂末一錢安葱心中兩頭以線子繫之溼紙包煨熟用冷醇酒送下空心服以効爲度

論諸病治療交錯致於死候第四十七

夫病者，有宜湯者，有宜圓者，有宜散者，有宜下者，有宜吐者，有宜汗者，有宜灸者，有宜鍼者，有宜補者，有宜按摩者，有宜導引者，有宜蒸熨者，有宜澡洗者，有宜悅愉者，有宜和緩者，有宜水者，有宜火者。種種之法，豈能一也？若非良善精博，難爲取愈。其庸下識淺，亂投湯圓，下汗補吐，動使交錯，輕者令重，重者令死，舉世皆然。且湯，可以滌蕩臟腑，開通經絡，調品[55]陰陽，袪分邪惡，潤澤枯朽，悅養皮膚，益充氣力，扶助困竭，莫離於湯也。圓，可以逐風冷，破堅癥，消積聚，進飲食，舒榮衛，開關竅，緩緩然[56]參合，無出於圓也。散者，能袪風寒暑溼之氣攄寒溼穢毒之邪發揚四肢之壅滯除剪五臟之結伏開腸和胃行脉通經莫過於散也下則疎豁閉塞補則益助虛乏灸則起陰通陽鍼則行榮引衛導引則可以逐客邪於關節按摩則可以驅浮淫於肌肉蒸熨辟冷煖⑤⑦洗生陽悅愉爽神和緩安氣若實而不下則使人心腹脹滿煩亂鼓腫若虛而不補則使人氣血消散精神耗亡肌肉脫失志意昏迷可汗而不汗則使人毛孔關塞悶絕而終合吐而不吐則使人結胷上喘水食不入而死當灸而不灸則使人冷氣重凝陰毒內聚厥氣上衝分⑤⑧遂不散以致消滅當鍼而不鍼則使人榮衛不行經絡不利

邪漸勝眞冒昧而昏宜導引而不導引則使人邪侵關節固結難通宜按摩而不按摩則使人淫隨肌肉久留不消宜蒸熨而不蒸熨則使人冷氣潛伏漸成痺厥宜澡洗而不澡洗則使人陽氣上[59]行陰邪相害不當下而下則使人開腸蕩胃洞泄不禁不當汗而汗則使人肌肉消絶津液枯耗不當吐而吐則使人心神煩亂臟腑奔衝不當灸而灸則使人重傷經絡內蓄炎[60]毒反害中和致於不可救不當鍼而鍼則使人氣血散失關[61]機細縮不當導引而導引則使人眞氣勞敗邪氣妄行不當按摩而按摩則使人肌肉䐜脹筋骨舒張不當蒸熨而蒸熨則使人陽氣[62]偏行陰

氣內聚不當淋㴒而淋㴒則使人淫侵皮膚熱生肌體不當悅愉而悅愉則使人神失氣消精神不快不當和緩而和緩則使人氣停意此下趙寫本俱缺折健忘傷志大凡治療要合其宜脉狀病候少陳於後凡脉不緊數則勿發其汗脉不疾數不可以下心胷不閑尺脉微弱不可以吐關節不急榮衛不壅不可以鍼陰氣不盛陽氣不衰勿灸內無客邪勿導引外無淫氣勿按摩皮膚不痺勿蒸熨肌內不寒勿煖洗神不凝迷勿悅愉氣不急奔勿和緩順此者生逆此者死耳

脉病之法備說在前

論診雜病必死候第四十八

夫人生氣健壯者外色光華內脉平調五臟六腑之氣消耗則脉無所依色無所澤如是者百無一生雖能飲食行立而端然[65]不悟不知死之逼矣實爲痛口[66]其大法列之於後

病瞪目引水心下牢滿其脉濡而微者死

[67]論吐衄瀉血其脉浮大牢數者死

病妄言身熱手足冷其脉細微者死

病大洩不止其脉緊大而滑者死

病頭目痛其脉濇短者死

病腹中痛其脉浮大而長者死

病腹痛而喘其脉滑而利數而緊者死

病四逆者其脉浮大而短者死

病耳無聞其脉浮大而濇者死

病腦痛其脉緩而大者死

左痛右痛上痛下痛者死[68]

下痛而脉病者死[69]

病厥逆呼之不應脉絶者死

病人脉宜大反小者死

肥人脉細欲絶者死

瘦人脉躁者死

人脉本滑利而反濇者死

人脉本長而反短者死

人尺脉上應寸口太遲者死

溫病三四日未汗脉太疾者死

溫病脉細微而往來不快胷中閉者死

溫病發熱甚脉反小(70)死者死

病甚脉往來不調者死

溫病腹中痛下痢者死

溫病汗不出出不至足者死

病瘧腰脊强急瘈瘲者死

病心腹脹滿痛不止脉堅大洪者死

痢血不止身熱脉數者死

病腹滿四逆脉長者死

热病七八日汗当出反不出脉绝者死

热病七八日不汗躁狂口舌焦黑脉反细弱者死

热病未汗出而脉大盛者死

热病汗出而脉未盡⑦1往来转大者死

病咳嗽脉数身瘦者死

暴咳嗽脉散者死

病咳形肥脉急甚者死

病嗽而呕便滑不禁脉弦欲绝者死

病诸嗽喘脉沉而浮⑦2者死

病上气脉数者死

病肌熱形瘦脫肛熱不去脉甚緊急者死

病腸澼轉筋脉極數者死

病中風痿疾不仁脉緊急者死

病上喘氣急四匝脉澁者死 ⑬

病寒熱瘈瘲脉大者死

病金瘡血不止脉大者死

病墜損內傷脉小弱者死

病傷寒身熱甚脉反小者死

病厥逆汗出脉虛而緩者死

病洞泄不下食脉急者死

病腸澼下白膿者死

病腸澼下膿血脉懸絶者死

病腸澼下膿血身有寒脉絶者死

病咳嗽脉沉堅者死

病腸中有積聚脉虚弱者死

病水氣脉微而小者死

病水脹如鼓脉虚小濇者死

病泄注脉浮大而滑者死

病内外俱虚卧不得安身冷脉細微嘔而不入食者死

病冷氣上攻脉逆而濇者死

卒死脉堅而細微者死

熱病三五日頭痛身熱食如故脉直而疾者八日死

久病脉實者死

又虛緩虛微虛滑弦急者死

卒病脉弦而數者死凡此凶脉十死十百死百不可治也

察聲色形證決死法第四十九

凡人五臟六腑榮衛關竅宜平生氣血順度循環無終是爲不病之本若有缺絶則禍必來矣要在臨病之時存神内想息氣内觀心不妄視著意精察方能通神明探幽微斷死決生千無一誤死之證兆具之

于後

黒色起于耳目鼻上漸入於口者死

赤色見于耳目額者五日死

黒白色入口鼻目中者五日死

黒或如馬肝色望之如青近則如黒者死

張口如魚出氣不反者死

循摸衣縫者死

妄語錯亂及不能語者死熱病即不死

尸臭不可近者死

面目直視者死

肩息者一日死

面青人中反[74]者三日死

面無光牙齒黑者死

面青目黑者死

面白目黑者十日死

面赤眼黄即時死

面黑目白者八日死

面青目黄者五日死

眉系傾者七日死

齒忽黑色者三十日死

髮直者十五日死

遺尿不覺者五六日死

唇口乍乾黑者死

爪中青黑色死

頭目久痛卒視不明者死

舌卷卵縮者死

面黑直視者死

面青目白者死

面黄目白者死

面目俱白者死

面目青黑者死

面青唇黑者死

髮如麻喜怒不調者死

髮肩⑦⑤如衝起者死

面色黑脇滿不能反側者死

面色蒼黑卒腫者死

掌腫無紋臍腫出囊莖俱腫者死

手足爪甲肉黑色者死

汗出不流者死

唇反人中滿者死

陰陽俱絕目眶⑦⑥陷者死

五臟內外絕神氣不守其聲嘶者死

陽絕陰結精神恍惚撮空裂衣者死

陰陽俱閉失音者死

榮衛耗散面目浮腫者死

心絕於腎[77]肩息回眄[78]目直者一日死

肺絕則氣去不反口如魚口者三日死

骨絕腰脊痛腎[79]中重不可反側足膝後平者五日死

腎絕大便赤澁下血耳乾脚浮舌腫者六日死

又曰足腫者九日死

脾絕口冷足腫脹泄不覺者十二日死

筋絕魂驚虛恐手足爪甲青呼罵不休者八九日死

肝絕汗出如水恐懼不安伏卧目直面青者八

日死又曰即時死

胃絶齒落面黄者七日死又曰十日死

凡此察聽之更須詳酌者矣

華氏中藏經卷中終

校注

①㑚：周本作『㑘』。
②眇：周本作『胁』，当是。胁（miǎo），脊两旁空软处。
③凊：通『清』（qìng），寒冷。
④腸：宽保本注：『肠字疑衍。』
⑤引葛：拉紧的葛藤。
⑥瘠：周本作『脊』，当是。
⑦埵（duǒ）埵然：像土堆一样。『埵』：土堆。
⑧腕：周本作『脘』，当是。
⑨不月：指经闭，或月经不按月来潮。
⑩膿：周本作『积』，疑是。
⑪怏怏：周本作『怏怏』，宽保本作『帙帙』。
⑫患：周本作『慧』，当是；宽保本注：『患当作愈。』义亦通。
⑬四季：宽保本注：『四季当作日中。』疑是。
⑭胻（héng）：小腿。
⑮□：孙本此处模糊，周本为『缩』。
⑯□：孙本此处模糊，周本为『右』。

⑰水曹掾（yuàn）：管水的官。『掾』：原为佐助之意，后为副官佐或官署属员的通称。
⑱之：周本作『乏』，疑是。
⑲足太陽：宽保本注：『足太阳当作手少阳。』
⑳止：周本、宽保本作『上』。
㉑□：孙本此处模糊，周本为『凡』。
㉒欹（qī）側：倾斜，歪斜。
㉓消削：消瘦。
㉔肌肉：周本作『肌肤』，据上文义，当是。
㉕充悦：精神焕发。
㉖一揆（kuí）：一律。
㉗丁：通『疔』。
㉘酢：同『醋』。
㉙攄（shū）散：舒散，发抒消释。
㉚寐：据文义，疑作『寤』。
㉛發于皮毛者：周本此下有『肺之毒也』四字，宽保本此下有『肺之毒』三字。据文义及体例当从周本。
㉜因循：迟延拖拉。
㉝浸：逐渐。
㉞顫掉：抖动，摇动。
㉟衝軒：对着窗户。
㊱久佇（zhù）：久立。

㊲瀆（dú）：水沟。
㊳左手寸口手脉：后一『手』字疑衍。宽保本该句作『左寸口手脉』，注曰：『手字当在寸字之上。』周本后一『手』作『上』，亦可参。
㊴海：或指前文『玉海』，即膀胱。
㊵目：周本作『面』，结合下文有『腫於雙目』之语，此处当作『面』。
㊶餌：服食。
㊷次：宽保本作『定』。
㊸才：宽保本作『不』。
㊹阜：为『皂』的异体字。
㊺醎：同『咸』。
㊻淋：宽保本作『脉』，当是。
㊼石之與金：宽保本作『古之与今』，疑是。
㊽羣：为『群』的异体字。
㊾基：医统本作『其』。
㊿徵：周本、宽保本无。
51麄：同『粗』。
52痞：周本、宽保本『痞』下有『候』，据前文例，当是。
53豶（fén）猪：阉割过的猪。
54糁：或为『糝（sǎn）』之异体字。糁：洒。
55調品：犹调理，调和。

⑯汆：同『参』。
⑰煖：为『暖』的异体字。
⑱遂：周本作『队』，疑是。『队』通『坠』。
⑲上：宽保本作『不』，疑是。
⑳炎：宽保本作『痰』，可参。
㉑關機：此处指关节。
㉒偏：周本作『偏』，宽保本注：『偏当作偏。』
㉓淋滐（xiè）：据文例，疑与前述『澡洗』同义。宽保本作『煖洗』，可参。
㉔内：周本、宽保本作『肉』。
㉕端然：全然。
㉖□：孙本此处空一字，周本为『也』。
㉗論：周本作『病』。
㉘痛：周本作『病』。
㉙痛：周本作『病』。
㉚死：宽保本无。周本作『驶』。『驶』，疾速之意。周本、宽保本义皆通。
㉛盡：周本作『静』，疑是。
㉜浮：周本作『伏』，当是。
㉝四匝：周本作『四肢寒』。
㉞人中反：疑指人中部位翻转。
㉟肩：周本、宽保本作『眉』。

⑯匡：通『眶』。
⑰於膂：宽保本注：『于肾疑有误。』
⑱回眄（miǎn）：回视。
⑲膂：周本作『腰』，当是。

華氏中藏經卷下

賜進士及第授通奉大夫署山東布政使督糧道孫星衍校

療諸病藥方六十道

萬應圓

甘遂三兩　芫花三兩　大戟三兩　大黃三兩

三稜三兩　巴豆二兩和皮　乾漆二兩炒　蓬术二兩

當歸五兩　桑皮二兩　硼砂三兩　澤瀉八兩

山梔仁二兩　檳榔一兩　木通一兩　雷丸一兩

訶子①一兩　黑牽牛五兩　五靈脂五兩　皂角七定②去皮弦

右件二十味剉碎洗淨入米醋二斗浸三日入銀器或石器內慢火熬令醋盡焙乾焦再炒爲黃色

存性入后藥

木香一兩　丁香一兩　肉桂一兩去皮　肉豆③一兩

白术一兩　黄芪一兩　没藥一兩　附子一兩炮去皮臍

茯苓一兩　赤芍藥一兩　川芎二兩　牡丹皮二兩

白牽牛二兩　乾姜二兩　陳皮二兩　芸臺④二兩炒

地黄三兩　鼈甲三兩醋炙　青皮三兩　南星二兩漿水煮軟切焙

右二十味通前共四十味同杵羅爲末醋煮麵糊⑤爲丸如菉豆⑥大用度謹具如左合時須在一淨室中先嚴潔齋心滌慮焚香精誠懇⑦諸方聖者以助藥力尤効速也

結胸傷寒用油漿水下七圓當逐下惡物如人行

二十里[8]未動再服

多年積結殗食[9]癥塊臨臥水下三圓至五圓每夜服之病即止如記得因傷物作積即隨所傷物下七圓小兒姙婦老人勿服

水氣通身腫黃者茯苓湯下五丸日二服水消爲度如要消酒進食生姜湯下一丸

食後腹中一切痛醋湯下七丸

膈氣噎病丁香湯下三丸夜一服

因傷盛[10]勞鼈甲湯下七丸日三服漸安減服

小腸痃癖[11]氣茴香湯下三丸

大小便不通蜜湯下五丸未通加至七丸

九種心痛茱萸湯下五丸立止
尸注走痛木瓜湯下三丸
腳氣石楠湯下五丸每日食前服
卒死氣未絕小便化七丸灌之立活
產後血不行當歸酒下三丸
血暈血迷血蠱血痢血脹血刺血塊血積血癥血瘕並用當歸酒下二丸逐日服
難產橫倒榆白皮湯下二丸
胎衣不下燒稱鎚⑫通紅以酒淬之帶熱下二丸惟孕婦患不可服產急難方可服之
脾瀉血痢乾姜湯下一丸

赤白痢甘草乾姜湯下一丸

赤痢甘草湯下一丸

白痢乾姜湯下一丸

胃冷吐逆并反胃吐食丁香湯下二丸

卒心腹痛不可忍者熱醋鹽湯下三丸

如常服一丸臨卧茶清下⑬

五爛疾牛乳下一丸每日二服

如發瘧時童子小便酒下十丸化開灌之吐利即

愈其効如神

療萬病六神丹

雄黄一兩研　礬石一兩燒　巴豆一兩去皮

附子一兩炮　藜蘆三兩　朱砂二兩一兩別研

一兩爲衣

右爲末煉蜜爲圓如小豆大一等作黍米大男子百疾以飲服二丸小兒量度與小者服得利即差

安息香丸治傳屍肺瘻骨蒸鬼疰卒心腹疼霍亂吐瀉時氣瘴瘧五利血閉痃癖丁腫驚邪諸疾

安息香　木香　射香　犀角

沈香　丁香　檀香　香附子

訶子　朱砂　白术　蓽撥已上各一兩

乳香　龍腦　蘇合香已上各半兩

右爲末煉蜜成劑杵一千下圓如桐子大新汲水

化下四圓老幼皆一圓以絳囊子盛一圓彈子大懸衣辟邪毒魍魎甚妙合時忌雞犬婦人見之

明月丹治傳尸勞

雄黃半兩　兔糞二兩　輕粉一兩

木香半兩　天靈蓋一兩炙　鼈甲一個大者去裙爛醋炙焦黃

右爲末醇酒一大升大黃一兩熬膏入前藥末爲圓如彈子大朱砂爲衣如是傳尸勞肌瘦面黃嘔吐血咳嗽不定者是也先燒安息香令烟起吸之不嗽者非傳尸也不可用此藥若吸烟入口咳嗽不能禁止者乃傳尸也宜用此藥五更初勿令人

知以童子小便與醇酒共一盞化一圓服之如人行二十里上吐出蟲其狀若燈心而細長及寸或如爛李又如蝦蟇⑮狀各不同如未効次日再服以應爲度仍須初得血氣未盡精神未亂者可用之

地黄煎解勞生肌肉進食活血養氣

生地黄汁五升　生杏仁汁一升　薄荷汁一升

生藕汁一升　鵝梨⑯汁一升　法酒二升

白蜜四兩　生姜汁一升

已上同于銀石器中慢火熬成膏却⑰入後藥

柴胡四兩去蘆焙　木香四兩　人參二兩

白茯苓二兩　山藥二兩　柏子仁二兩

遠志二兩去心　白术二兩　桔梗二兩
枳實二兩麩炒　秦艽三兩去蘆　麝香二錢另研
熟地黄四兩
右末入前藥膏中和再入臼中杵三二千下圓如桐子大每服食藥⑱用甘草湯下二十圓食後日三服安即住服

起蒸中央湯
黄連五兩
右㕮咀以醇酒二斗同熬成膏每夜以好酒化下彈子大一圓汗出爲度仍服補藥射腑⑲圓

補藥射腑圓

射⑳一枚燒灰　地黃洗　地骨皮

山藥　柴胡各一兩　白术　口口㉑

活鼈一箇㉒重二斤者佳

右將鼈入醇酒一方煮令爛熟研細入汁再熬膏入末圓如梧桐子大酒服二十圓日二夜一蒸謂骨蒸也氣血相搏久而瘦弱遂成勞傷肉消毛落妄血喘咳者是也宜以前法治之

太上延年萬勝追魂散

人參去芦　柴胡去苗　杏仁去皮尖

天靈蓋炙各一兩　蜀椒一分　桃柳心一小握

右爲末童子小便一升末一兩㉓入瓶中煎令熟空

心日午各進一服經五日効

醉僊丹　主偏枯不遂皮膚不仁

麻黃一升（去節水煮去沫焙乾作末）　南星七箇（大者）

大附子三箇（黑者）　地龍七條（去土）

右除麻黃外先末之次將麻黃末用醇酒一方熬成膏入末圓如彈子大每服食後臨睡酒化一圓汗出為度偏枯不遂皮膚不仁皆由五藏氣虛風寒暑濕之邪蓄積于中久而不散乃成疾焉以前法主之

靈烏丹　治一切冷疾疼痛麻痺風氣

川烏一斤（河水浸七日換水浸去皮尖切片乾之）　牛膝二兩（酒浸焙）

何首烏四兩（制如川烏法）

右爲末煉蜜圓如桐子大朱砂爲衣空心酒下七圓漸加至十圓病已即止

扁鵲玉壺丹駐顔補煖袪萬痛

硫黄一斤（以桑灰淋濃汁五斗煑硫黄令伏以火㉔煅之研如粉掘一地坑子深二寸許投水在裏候水清取㉕調硫黄末稀稠得所磁器中煎干用鐵一篩上傅以砂砂上鋪紙鐵下以火煅熱即取硫黄滴其上自然色如玉矣）

右以新炊飲爲丸如麻子大空心食前酒下十圓

葛玄眞人百補㉖精圓

熟地黄（四兩）　山藥三兩　五味子（六兩）

蓯蓉三兩（酒浸一宿）　牛膝二兩（酒浸）　山茱萸（一兩）

澤瀉一兩　茯苓一兩去皮　遠志一兩去心
巴戟天一兩去心　赤石脂一兩　石膏一兩
柏子仁一兩炒　杜仲三兩去皮剉碎以火炒令絲斷
右為末，煉蜜圓如桐子大，空心溫酒下二十圓，男
子婦人皆可服。

治虛損金鎖丹

韭子一升酒浸三宿，濾出，焙乾，杵為末

右用酒糊為圓如桐子大，硃砂為衣，空心酒下二
十圓。

療百疾延壽酒

黃精四斤　天門冬三斤　松葉六斤

蒼朮四斤　枸杞子五升

右以水三碩[27]煮一日取汁如釀法成[28]空心任意飲之

交藤圓駐顏長算[29]袪百疾

交藤根一斤紫色者河水浸七日竹刀刮去皮晒乾　茯苓五兩

牛膝二兩

右爲末煉蜜搜[30]成劑杵一萬下圓如桐子大紙袋盛之酒下三十圓空心服久服延壽忌猪羊肉

天仙圓補男子婦人虛乏

天仙子[31]　五靈脂各五兩

右炒令焦黑色杵末以酒糊爲圓如菉豆大食前

酒服十五圓

左慈眞人陸本無此上四字作善養千金地黄煎

生地黄一秤取汁于石器中熬成膏入熟乾地黄末看硬軟劑杵千下

右圓如桐子大每服二十圓空心服久服斷慾神仙不死

取積聚方

輕粉　粉霜　朱砂各半兩　巴豆霜二錢半

右同研匀煉蜜作劑旋圓如麻子大生姜湯下三圓量虛實加減

治癥瘕方

大黄㉜溼紙褁煨　三稜濕紙褁煨熱剉　硼砂研

乾漆炒令烟盡　巴豆去皮出油

已上各一兩爲末醋一㉝方熬成膏入後藥

木香　丁香　枳實麩炒去穰　桂心各一兩

右爲末入前項膏子和成劑杵千下爲圓如菉豆

大飲服三五圓食後服

通氣阿魏圓治諸氣不通胷背痛結塞悶亂者悉主

之

阿魏二兩　沈香一兩　桂心半兩

牽牛末二兩

右先用醇酒一升熬阿魏成膏入藥末爲圓櫻桃

大朱砂爲衣酒化一圓

治尸厥卒痛方尸厥者謂忽如醉狀肢厥而不省人事也卒痛者謂心腹之間或左右脇下痛不可忍俗謂鬼箭者是

雄黃二兩研　朱砂二兩研

右二味再同研勻用大蒜一頭溼紙裹煨去紙杵爲圓櫻桃大每服一圓熱酒化下

鬼哭丹主腹中諸痛氣血凝滯飲食未消陰陽痞隔寒熱相乘摶而爲痛宜以此方主之

川烏十四箇生　朱砂一兩　乳香一分

右爲末以醋一盞五靈脂末一兩煮糊和圓如桐子大朱砂爲衣酒下七圓男子温酒下女人醋湯

下

治心痛不可忍者

木香　蓬术各一兩　乾漆一分炒

右爲末每服一錢熱醋湯調下入口立止

取長蟲兼治心痛方

大棗廿一箇去核　綠礬一兩作二十一塊子塡棗中麪裹燒紅去麪㉞

雷丸七箇　輕粉一錢　木香一錢

丁香一錢　水銀半兩入鈆半兩溶成砂子

右爲末取牛肉二兩車脂一兩㉟與肉同剉令爛米

醋一升煮肉令成膏入藥同熬硬軟得所入臼中

杵三二千下圓如酸棗大圓時先以緋線一條圓

在藥中留二尺許作系如有長蟲者五更初油漿水吞下一圓存線頭勿令吞盡候少頃心中痛線動即急拽線令藥出則和蟲出若心氣痛不可忍者熱醋湯化下一圓立止

治蠱毒方

水銀　蜜陀僧　黃丹　輕粉

大黃　丁香　訶子　雄雀糞各一兩

右爲末每服二錢用麪半兩共水和成油餅食之

又法作碁子入漿水煮熱食之

破棺丹治陰厥面目俱青心下硬四肢冷脉細欲絶者

㊱

硫黃一兩無灰酒煮三日三夜如耗旋添煖酒日足取出研爲末　丹砂一兩研勻細

右以酒煮糊爲圓如鷄頭㊲大有此病者先于淨室中勿令人知度病人長短掘一地坑子深一尺以來用苜蓿火燒令坑子極熱以醋五升沃㊳令氣出內鋪衣被蓋坑以酒化下一丸與病人服之後令病人臥坑內蓋覆少時汗出即扶病者令出無風處蓋覆令病人四肢溫心下軟即漸去衣被令通風然後看虛實調補

再生圓起厥死猶暖者

巴豆一兩去皮研　朱砂一兩細研　麝香半兩研

川烏尖十四箇為末　大黃一兩炒取末

右件再同研勻煉蜜和元㊴如桐子大每服三圓水化下折齒灌之立活亦療[illegible]㊵結胸極効

救生圓治卒死

大黃四兩　輕粉半兩　朱砂一兩　雄黃一分

巴豆七箇去皮細㊶研取霜

右為末以鯉膽汁和圓如雞頭大童子小便化開一圓斡開口灌之內大葱一寸許入鼻中如人行五七里當吐出涎即活

治脾厥吐瀉霍亂

黑附子炮去皮臍八破　乾姜炮　甘草炙

肉荳㊷各一兩（印本無此一味有豉等分）

右爲末水半升末四錢（印本作二錢）棗七箇姜一分（印本作一錢）一同煎去半㊸温服連進三服

生散起卒死兼治陰盛四逆吐瀉不止

草烏七箇　厚朴一尺　甘草三寸（並生用）

右爲末水一中盞末一錢棗七箇煎七分服重者灌之

起卒死

葱根二兩　瓜蒂一分　丁香十四粒

右爲末吹一字㊹入鼻中男左女右須臾自活身冷强厥者勿活

浴腸湯治陽厥發狂將成疸

大黃四兩濕紙裹煨　大青葉　梔子仁　甘草各一兩炙

右爲末水五升末四兩煎減二升內朴硝五合再熬去一升取汁二升分四服量虛實與之大瀉爲度如喜水即以水澆之畏水者勿與喫大忌

破黃七神丹

朴硝二斤　朱砂五兩　大黃七兩　甘遂二兩

山梔二兩　輕粉一兩　豉半斤以絹袋盛之

右七味以水二斗熬令水盡除去甘遂豉梔子大黃只取朴硝朱砂輕粉爲末以水浸豉汁研勻後入末三味同和煮糯米糊爲元如彈子大新水化

一圓吐瀉爲度

三黃圓治三痟㊻吐血諸黃症

黃連三兩　黃芩二兩　大黃一兩

右爲末煉蜜爲圓如桐子大食後温水下十五圓

量虛實加減服

通中延命玄冥煮硃砂法治尿血開擁塞解毒治一

切熱病風氣脚毒蟲毒

硃砂五兩　朴硝半秤水煮七遍每遍用水三升水盡爲度取霜再入水二

升　蘇木二兩　大黃五兩　鬱金三兩

山梔二兩　人參二兩　桑皮二兩　甘草五兩

右件同熬水盡爲度只用硃砂去餘藥杵末煉蜜

圓桐子大每服二十圓飲下可疎諸毒尤妙

治暴熱毒心肺煩而嘔血方

大黄二兩爲末以地黄汁拌匀溼即焙乾

右爲末每服二錢地黄汁調下以利爲度甘草湯亦得

治吐血方

蛤粉四兩　朱砂一兩

右爲末新汲水調下五錢末已再服止即已

47

治中暍死心下猶暖起死方

右令病者仰面臥取温水不住手澆淋臍中次以童子小便合生地黄汁灌之自活禁與冷水只與

温熟水飲之
玉霜膏治一切熱毒喉閉
朴硝一斤　牙硝半斤　鵬砂四兩　礬石三兩
右爲末火鎔成汁築一地坑子令實傾入盆覆一夕取杵爲末入龍腦二兩研匀新汲水半盞合生蜜調一錢小兒量與服
百生方救百物入咽喉鯁欲死者
茯苓去皮　貫衆　甘草
右件各等分爲末每服一錢米飲調一分立効
治喉閉悶氣欲死者
右取乾漆燒令烟出竹筒子吸烟吞之立効

治漏胎胎損方

川芎　艾葉各一兩炒　阿膠炒　白茯苓□

右末之糯米飲調下二錢匕日七服仍食糯米粥養之

治婦人血崩方

枳殼一錢麩炒　地黄㊽二錢燒醋淬十四次

右爲末醋湯調下一錢匕連三服効

治婦人血閉方

乾漆二兩燒　生地黄汁五升

右熬成膏酒化棗大許空心服

三不鳴散治小便不通及五淋

取水邊燈下道邊螻蛄各一箇三處取三箇令相咬取活者一箇如後法射香酒食空下

右內于瓶中封之令相噬取活者焙乾餘皆爲末每服一錢匕温酒調服立通餘皆一字恐誤

甘草湯解方藥毒

甘草一十二兩

右件剉碎水二斗煎至一斗取清温冷得所服仍⑲盡量服

治溺死方

取石灰三石露首培⑳之令厚一尺五寸候氣出後以苦葫蘆穰作末如無用瓜蒂

右用熱茶調一錢吐爲度省事後以糜粥自調之

治縊死方

先令人抱起解繩不得用刀斷扶于通風處高首

臥取葱葱根末吹入兩鼻中更令親人吹氣入口

候噴出涎即以礬石末取丁香煎湯調一錢匕灌

之

槐子散治久下血亦治尿血

槐用中黑子一升合槐花二升同炒焦㊿

右件爲末每服二錢用水調下空心食前各一服

病已止

治腸風下血

荆芥穗　地黄各二两　甘草半两

右爲末每服一錢温酒調下食後日三夜一

治暴喘欲死方

大黄一两　牽牛二两炒

右件爲細末每服二錢蜜水調下立愈治上熱痰

喘極効若虚人肺虚冷者不可用

大聖通神乳香膏貼諸毒瘡腫發背癰疽

乳香一两　沒藥一两　血竭一两

黄臘一两　黄丹二两　木鼈二两去殼

烏魚骨二两　海桐皮二两　不灰木四两

歷青四两　五靈脂二两　麝香二錢

膩粉[52]五十箇子此必有誤

右並爲末用好油四兩熬令熱下藥末熬不住手攪之令黑色滴水中成珠即止

水澄膏治病同前

井泉石　白及各一兩　龍骨　黃蘗

鬱金各半兩　黃蜀葵花一分

右六味並爲末每服二錢新汲水一盞調藥打令匀伺清澄去浮水攤在紙花[53]上貼之腫毒發背皆治

更甦膏[54]治一切不測惡瘡欲垂垂字恐誤

南星一箇　半夏七箇　巴豆五箇去殼

麝香半錢

右爲細末取臘月猪脂就膏令如不痛瘡先以鍼刺破候忍痛處使以兒乳汁同調貼之

千金膏貼一切惡瘡癰癤

定粉　南粉　膩粉　黄丹各一分

右爲末入麝香一錢研勻油調得所成膏貼

定命圓治遠年日近一切惡候漏瘡此藥爲末熔開蠟就湯内爲條如布鍼大入内雲母膏貼之

雄黄　乳香各一分　巴豆二十一粒去皮不去油

右研如粉入白麵三錢水和圓如小豆或小麥粒大兩頭尖量病淺深内瘡中上用乳香膏貼之効

服雲母膏尤佳

麝香圓治一切氣漏瘡

射香一分　乳香一分　巴豆十四粒去皮

右爲末入棗肉和成劑圓作錠子看瘡遠近任藥56

以乳香膏貼之以効爲度

香鼠散治漏瘡

香鼠皮四十九箇河中花背者是　龍骨半兩

蝙蝠二箇用心肝　黄丹一分

射香一錢　乳香一錢　沒心草一兩燒灰

右入垍合中泥固濟炭三斤煆火終放冷爲末用

葱虀水洗淨以藥貼之立効

定痛生肌肉方

胭脂一分　血竭一兩　乳香一分

寒水石煅二兩

右爲末先以温漿水洗過拭乾傅[57]瘡甚妙

又定痛生肌肉方

南星一箇　乳香一錢　定粉半兩

龍骨半兩　不灰木燒過一兩

右爲末先以温漿水洗瘡口以軟帛拭乾傅之

治白丁增[58]寒喘急昏冒方

葶藶　大黄各一兩　桑白皮　茯苓各一兩

檳榔七箇　郁李仁　漢防己各三分

右件爲末每服三錢蜜水調下以疎下惡物爲度

又取白丁方

鉛霜一分　膽礬　粉霜各一錢　蜈蚣一條

右件爲末先刺令血出内藥米心大以醋麪餅封口立愈

治赤丁方

黄連　大黄各一兩

右件爲末以生蜜和丸如桐子大每服三十丸温水下以利爲度

又取赤丁方

杏仁七箇生用

右件嚼爛漱之令津滿口吐出綿濾汁入輕粉少許調勻以雞羽掃之

治黃丁方

巴豆七箇去心膜　青州棗七箇去核安巴豆在棗內以麵裹煨通赤

右件爲末以硼砂醋作麵糊爲圓如菉豆大每服五圓至十圓米飲下以利爲度

又取黃丁方坠本元控一行

黃蘗一兩　鬱金半兩

右件爲細末以雞子清調雞羽掃上

治黑丁方

菟絲子　菖蒲

右二味等分爲末酒浸取汁掃丁上更服腎氣圓補之

治青丁方

穀精草　蟬殼各一兩　蒼术五兩

右爲末每服一錢水調服食前仍以鍼刺丁出用桑柴灰汁洗之立効

已上捌方陸本在中卷四十論後印本無此方今附下卷之末

華氏中藏經卷下終

校注

①呵：通『诃』。

②定：通『锭』。

③肉豆：周本、宽保本作『肉豆蔻』。

④芸薹：即『芸薹』。『薹』通『薹』。

⑤羅：细筛。

⑥菉豆：即『绿豆』。

⑦懇：为『恳』的繁体字。

⑧人行二十里：指人步行二十里的时间，约2小时。

⑨殗（yè）食：久停宿食。

⑩盛（chéng）：通『成』。周本、宽保本作『成』。

⑪痃癖（xuán pǐ）：病名，腹部或胁肋部积块。

⑫鎚：为『锤』的异体字。

⑬茶清：疑即茶水之清汁。

⑭鬼疰（zhù）：古病名，类今传染性疾病。

⑮蝦蟇：同『蛤蟆』。

⑯棃：为『梨』的异体字。

⑰却：然后。
⑱食：周本作『此』。
⑲射臍：雄麝的脐。按：雄麝脐部与阴囊之间有麝腺即香囊，此处及方中所用疑指香囊，或香囊的外层皮即『麝香壳』。
⑳射：据前文此处当指麝脐。
㉑□□：孙本此处空两字，周本亦空，宽保本无『补药麝脐圆』一方。
㉒箇：为『个』的异体字。
㉓垍（jì）瓶：陶瓶。
㉔煆：为『煅』的讹字。
㉕傅：铺。
㉖高宗廟諱：指『构』字。
㉗碩：通『石』，容量单位。
㉘如釀法成：周本作『如法酿成』。
㉙長算：长寿。
㉚搜（sǒu）：拌和，搅和。
㉛天仙子：即莨菪子。
㉜褁：同『裹』。
㉝方：宽保本作『升』，可参。
㉞十：宽保本作『钱』。
㉟車脂：涂在车毂上的油脂。

㊱碁：为『棋』的异体字。
㊲雞頭：芡实。
㊳沃：浇。
㊴元：同『圆』。
㊵□膈：孙本此处模糊，周本为『关膈』。
㊶鯤：此处当指大鱼。
㊷荳：为『豆』的异体字。
㊸去半：周本注『去半当是去滓』，可参。
㊹字：重量单位，四分之一钱。
㊺喫：为『吃』的异体字。
㊻痟：消渴。
㊼末：疑为『未』之误。
㊽虵黄：《本草纲目》谓：『蛇黄生腹中，正如牛黄之意，世人因其难得，遂以蛇含石代之。』『虵』，为『蛇』的异体字。
㊾得所：适当，适宜。
㊿培：覆盖，掩埋。
51用：周本作『角』，可参。
52膩粉：轻粉。
53紙花：备杂用的纸片，白纸裁成方形如碗大，备写字、擦手等用。
54甦：『苏』的异体字。

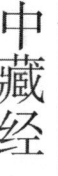

⑮臈：为『腊』的异体字。
⑯鋌：同『锭』。
⑰傅：通『敷』。
⑱増：通『憎』。

图书在版编目（C I P）数据

中医古籍珍本集成. 综合卷. 先醒斋笔记、中藏经 /周仲瑛，于文明主编. -- 长沙 : 湖南科学技术出版社，2014.12
ISBN 978-7-5357-8124-6
Ⅰ. ①中… Ⅱ. ①周… ②于… Ⅲ. ①中国医药学－古籍－汇编②医案－汇编－中国－明代③中国医药学－中国－东汉时代 Ⅳ. ①R2-52
中国版本图书馆 CIP 数据核字(2015)第 083852 号

中医古籍珍本集成【综合卷】
先醒斋笔记 中藏经

总 策 划：王国强
总 主 编：周仲瑛 于文明
责任编辑：黄一九 王跃军
文字编辑：王 李
出版发行：湖南科学技术出版社
社 址：长沙市湘雅路 276 号
http://www.hnstp.com
湖南科学技术出版社天猫旗舰店网址：
http://hnkjcbs.tmall.com
印 刷：长沙超峰印刷有限公司
（印装质量问题请直接与本厂联系）
厂 址：宁乡县金洲新区泉洲北路 100 号
邮 编：410600
出版日期：2014 年 12 月第 1 版第 1 次
开 本：880mm×1230mm 1/32
印 张：16.75
书 号：ISBN 978-7-5357-8124-6
定 价：100.00 元